Knaur
MensSana

Über den Autor:

Dr. med. Ruediger Dahlke ist Arzt für Naturheilweisen, Psychotherapeut und Homöopath. Als Autor, Referent und Seminarleiter zählt er zu den prominentesten Persönlichkeiten der Gesundheitsbewegung und Psychosomatischen Medizin.

Ruediger Dahlke

Von der Weisheit unseres Körpers

Knaur
MensSana

Dieses Buch erschien bereits als Hardcover
unter gleichnamigem Titel.

Besuchen Sie uns im Internet: www.droemer-knaur.de
Alle Titel aus dem Bereich MensSana finden Sie im Internet unter
www.knaur-mens-sana.de

Vollständige Taschenbuchausgabe Februar 2007
Knaur Taschenbuch. Ein Unternehmen
der Droemerschen Verlagsanstalt
Th. Knaur Nachf. GmbH & Co. KG, München

Umschlaggestaltung: ZERO Werbeagentur, München
Umschlagabbildung: FinePic, München
Druck und Bindung: GGP Media GmbH, Pößneck
Printed in Germany
ISBN 978-3-426-87328-1

2 4 5 3 1

Der Muse gewidmet,
die in uns allen lebt und liebt

Wahres Heil-Sein

Dieses Buch will – im wahrsten Sinne des Wortes – die Gesundheit zu Wort kommen lassen, jene Instanz, die in uns allen existiert und immer weiß, wohin sich unser Leben entwickeln möchte, der wir aber oft genug Steine in den Weg legen. Solche Steine zu erkennen und fortzuräumen, sodass die Weisheit unseres Körpers zum Zuge kommen kann, ist eines der Anliegen dieser Zeilen. Ein anderes ist, Mut zu machen, das Leben in jene Richtung zu lenken, die auf wirkliche Gesundheit und damit auf wahres Heil-Sein zielt.

Alle wollen sie, aber hat sie sich je einem in ihrer ganzen Fülle und Schönheit offenbart? Was ist denn wahre Gesundheit oder ein wirklich gesunder Mensch? Kennen wir jemanden, von dem wir behaupten könnten, er sei »restlos glücklich«, weil gesund?

Für die meisten modernen Menschen bedeutet Gesundheit oft nur das Fehlen von Krankheitssymptomen. Aber ist nicht Gesundheit etwas, das wir tatsächlich spüren müssten, das uns positiv erfüllt und uns prickelnde Lebensfreude schenkt? Ich möchte mich hier dem Phänomen »Gesundheit« nicht im Sinne der modernen (Natur-)Wissenschaft annähern, sondern lieber der alten und immer noch gültigen Vorstellung von Gesundheit als etwas Göttlichem nachspüren, und zwar auf meditativem und kontemplativem Weg. Die Leser lade ich herzlich ein, sich auf den Schwingen ihrer inneren Bilder dem, was Gesundheit wirklich ausmacht, zu nähern.

Auch wenn sich die Vorstellungen über die Gesundheit und der Anspruch an sie mit dem Zeitgeist gewandelt haben, das Ziel, ein gesunder Mensch zu sein, ist über die Jahrtausende gleich geblieben. Es ist noch immer derselbe Traum, der die Menschen bewegt. Warum sollen wir also nicht versuchen, ihm auf den alten Wegen der Seele neuerlich zu begegnen. Insofern mag es das Beste sein, sich direkt an diese zeitlose Instanz zu wenden, die, früher als Gottheit verehrt, auch heute noch etwas Himmlisches an sich hat. Sie repräsentiert den größten unausgesprochenen Wunsch der Menschen, den zu erreichen aber eher auf dem inneren als auf dem äußeren Weg gelingt.

Gesundheit ist nie etwas Äußeres, Abstraktes, sondern immer etwas im Inneren konkret Erlebbares. Gesundheit kann nur innen sein und auch nur hier empfunden werden. Somit ist es nahe liegend, sich innen auf die Suche nach ihr zu machen – angeregt durch Gedanken und Ideen, die sich über die Jahrtausende bewährt haben.

Ich habe mich bemüht, die Fragen an die Gesundheit zwar rational und gleichsam mit äußerer Distanz zu stellen, die Antworten aber weitgehend der anderen, archetypisch weiblichen Hälfte in mir zu überlassen, in der Hoffnung, in meinen Lesern ebenfalls entsprechende innere Prozesse anzuregen. Die Antworten können und wollen folglich nicht erschöpfend sein. Sie führen eher zur ursprünglichen Frage zurück mit dem Ziel, die Leser zu animieren, die eigenen inneren Wege zu entdecken und zu begehen.

Die Antworten der Gesundheit – gefiltert durch meine Erfahrung, mein Gefühl und meine Intuition – dienen somit zum Einstieg für eigene Betrachtungen und Klärungen. Verinnerlicht können sie später zu wirklichen Antworten der (eigenen) Gesundheit werden.

Was aber macht mich dafür geeignet, Leserinnen und Leser auf die Spuren der eigenen inneren Göttin der Gesundheit zu führen?

In einem Vierteljahrhundert Arztsein habe ich von Anfang an versucht, der inneren Instanz Gehör zu verschaffen, und so ist es eigentlich sie, die in »meinen« vielen geführten Meditationen und auch in den Büchern zu Wort kommt – ob als innerer Arzt, als innere Stimme oder eben als Göttin der Gesundheit.

Ihr habe ich mich verpflichtet gefühlt und mein ärztliches Verständnis und Handeln an ihr gemessen, gleichgültig ob ich mich mit naturwissenschaftlichen oder antiken Quellen, mit körperlichen oder seelischen Symptomen beschäftigte. Während des Studiums und während meiner Zeit im Krankenhaus sprach man immer wieder von ansteckenden Krankheiten, mich aber interessierte viel mehr die ansteckende Gesundheit, die aus dem Menschen selbst kommt, aus der Weisheit unseres Körpers, die die Weisheit unserer Seele ist.

Bitte sag uns, wer Du bist, Du, nach der sich alle Menschen sehnen. Was ist Gesundheit eigentlich und wie können wir sie verwirklichen? Was ist ihr Wesen?

Ich bin und ich war zu allen Zeiten die Hoffnung der Menschen. Ihr könnt mich nie ganz erreichen, doch ich werde immer eure Zuversicht bleiben, so ihr nur offen für mich und für euch selbst seid und mich geschehen lasst und euch bemüht.

Ganz zu erreichen bin ich nie, weil ich kein festes Ziel sein darf – denn nichts Wirkliches steht still, alles ist im Fluss und war es immer. Wie alles Wahre und Wirkliche bin ich daher kein Zustand, sondern eher ein Fließen, ein »Prozess«, wie ihr sagen würdet. Lasst euch also mitnehmen vom Fluss des Lebens, lasst euer Leben ein Fließen werden – und ich kann geschehen.

Alles Fließen hat seinen Rhythmus – findet den euren. Im Auf und Ab der Wellen findet ihr ein schönes Bild des Weges zu mir. Bewegt euch wie die Wassertropfen und lasst euch bewegen – hinauf und hinunter – tanzt euren Tanz.

Und bewahrt ihr auf diese Weise das rechte Maß, werdet ihr mir und dem Ziel eures Lebens auf jedem Wellenberg und in jedem Wellental begegnen, und ihr werdet mir dabei immer näher kommen.

Kehrt nun – auf einer tieferen Ebene des Erkennens – zu eurer ursprünglichen Frage nach meinem Wesen zurück: Nehmt euch Zeit, setzt oder legt euch bequem hin, um Antworten aus euch selbst aufsteigen zu lassen – es werden meine Antworten sein, wenn ihr eurem ersten Gedanken (ver-)traut. Nehmt ihn wahr und wichtig. Er ist mein und euer ehrlichster Helfer und mir und euch immer am nächsten ...
Fragt euch also: Wie sehr bin ich im Fluss, wie viele Veränderungen habe ich in letzter Zeit erlebt und wie viele Entwicklungsschritte getan? Und welche stehen jetzt gerade an? Habe ich schon meinen Rhythmus gefunden und das rechte Maß im Leben?

Wenn wirklich vollkommene Gesundheit gar nicht erreichbar ist und wir Dich somit niemals ganz verwirklichen können, gibst Du uns wenigstens konkrete Anleitungen und Rezepte, um Dir ein gutes Stück näher zu kommen?

Überall, wo ihr eurem eigenen Wesen nahe bleibt oder euch ihm fließend wieder annähert, könnt ihr auch mir nahe kommen. So ihr aber zum Beispiel fresst wie die Raubtiere und Schlingzeit haltet statt Mahlzeit, werdet ihr euch rasch von mir entfernen. Wenn ihr jedoch erkennt, was eure Lebensart ist und was also eure Lebensmittel wären, die euch – wie ihr Name sagt – »Mittel zum Leben« sind, könnt ihr mir schon einen kleinen Schritt näher kommen. Aber vergesst nicht, dass es keine letztgültigen Rezepte für etwas so Fließendes wie das Leben und die Gesundheit gibt.

Euer Wunsch nach Anweisungen ist durchaus verständlich, aber er macht euch auch unfrei. Ihr alle seid einzigartig, wie könnte da eine bestimmte Anweisung allen gerecht werden? Sucht also nicht die kleinen Rezepte, sondern die großen Linien und Gesetze des Lebens.

Lasst uns einfach beginnen: Erkennt wieder, dass ihr Menschen seid, und verhaltet euch so. Esst nicht nur wie Menschen, sondern bewegt euch auch so, verausgabt und entspannt euch entsprechend – findet eure Mitte zwischen Aktivität und Ruhe, zwischen Handeln und Entspannung. Ihr seid vielen Gesetzen unterworfen, vor allem aber denen des Lebens. Erkennt sie und anerkennt sie, dann werdet ihr eins mit dem Fluss des Lebens, dessen Wasser heil und vollkommen macht.

Nehmt euch nun wieder Zeit, gönnt euch eine leise Musik im Hintergrund, die euch sanft berührt und auf eine Reise nach innen mitnehmen kann. Überlasst euch eurer Intuition und der Führung der inneren Stimme und fragt euch: Ernähre und bewege ich mich wie ein Mensch? Verhalte ich mich meiner Umgebung gegenüber menschlich? Wer bin ich überhaupt und was ist mein wahres Wesen? Was lebe ich, das nicht zu mir passt – und was passt zu mir und wartet noch auf mich und darauf, von mir zum Leben erweckt zu werden?

Wenn wir uns an nichts halten können – nicht einmal an verlässliche Regeln und Rezepte –, wie können wir dann je hoffen, wirklich gesund zu sein?

Mit starren Regeln und Rezepten, Anweisungen und Bestimmungen könnt ihr mich nicht wirklich erreichen, weil ich – wie gesagt – gleich dem Leben immer in Bewegung bin. Alles, woran ihr euch halten könnt, hält auch euch. Wenn ihr euch also an viele Regeln haltet, werdet ihr von vielem (fest-)gehalten. Je mehr Regeln ihr befolgt, desto mehr werdet ihr euch zu guter Letzt von ihnen verfolgt und gefesselt fühlen. Und schon fließt das Leben an euch vorbei.

Es gibt viel zu viele Regeln und viel zu wenig Erkenntnis des Wesentlichen. Findet also das Wesentliche heraus. Es gibt den eigentlichen Halt, den ihr im Leben braucht, und es drückt sich in wenigen Gesetzen aus.

Regeln und Rezepte können immer nur Notbehelf sein, solange ihr noch nicht spürt, wohin euch der Fluss des Lebens tragen will. Eigentlich bräuchtet ihr ihm nur zu folgen. Überlegt einmal: Ihr seid schon jetzt sehr, sehr viele auf eurem Heimatplaneten und werdet immer mehr, wie sollten denn dieselben Rezepte allen unterschiedlichen Menschen gerecht werden?

Eure Politiker stellen immer noch mehr Ge- und Verbote auf – und die Verwirrung wächst. Findet also lieber eure eigenen Regeln und die großen Gesetze des Lebens, deren Wirken ihr überall in der Schöpfung beobachten könnt. Wer diese Gesetze erkennt, wird gesunden.

Zündet jetzt vielleicht ein Räucherstäbchen an und fragt euch: Welche Regeln, die früher nötig waren, sind jetzt überflüssig und können in diesem Augenblick – mit einem tiefen Ausatemseufzer – losgelassen werden, damit sie weiterfließen und ihre Energie sich wieder mit dem Strom des Lebens eint?

Kannst Du uns eine Brücke zu Dir bauen, eine Hilfe geben, um zu verstehen, was in Bezug auf unsere Gesundheit richtig und was falsch ist?

Auf dem Weg zu mir könnt ihr eure eigenen Regeln für eine bestimmte Zeit eures Lebens finden – allerdings nur, um sie irgendwann, am besten freudigen Herzens, wieder loszulassen, dann nämlich, wenn ihr wirklich bereit seid, weiter zu wachsen.
Wenn ihr eine solch große Sehnsucht nach Gesetzen habt, an die ihr euch längere Zeit halten könnt, dann kümmert euch vor allem um die Gesetze des Lebens, wie zum Beispiel das der Polarität. Es wird euch zeigen, dass es ein absolutes »Richtig« oder »Falsch« gar nicht gibt, denn der Wellenberg ist genauso richtig und wichtig wie das Wellental, und selbst eine stehen gebliebene Uhr hat einmal am Tag Recht. In eurer Welt der Gegensätze existiert zu allem ein Gegenpol. Dem Frieden steht der Krieg gegenüber und das Große braucht das Kleine wie das Gute das Böse. Die Gesundheit braucht auch die Krankheit, sonst könntet ihr mich gar nicht erkennen und euch nach mir sehnen. Und ihr wisst darum, denn nie ist euer Verlangen nach mir größer als im Kranksein.

Atmet also den Duft eures Räucherwerks ein, der euch beflügeln und eurer Phantasie Schwingen verleihen möge, und fragt euch: Kümmere ich mich überhaupt genug um das große Gesetz des Lebens oder bin ich so sehr mit den kleinen Gesetzen der Gesellschaft beschäftigt, dass mir für das Große und Ganze zu wenig Zeit und Energie bleibt? Weiß ich wirklich, dass alles seinen Gegenpol hat und zu allem Licht immer auch Schatten gehört – auch in meinem Leben? Gab es Krankheitsbilder, die in mir erst die Sehnsucht nach Gesundheit entfachten und also notwendig waren?

Kannst Du uns derart verlässliche Gesetze übermitteln – solche, die wir wieder aufgeben können, wenn die Zeit dafür reif ist? Und könntest Du uns sagen, wie wir den richtigen Zeitpunkt dafür erkennen?

Ihr müsst unterscheiden zwischen den allgemeinen Gesetzen des Lebens, wie dem der Polarität oder der Resonanz, die so lange gelten, wie ihr auf dieser Erde wandelt, und den Lebensregeln, die sich für bestimmte Entwicklungsphasen bewähren. Drei besonders wichtige aus der letzten Rubrik sind: euer wahres Wesen zu finden und erblühen zu lassen, euch eurer Angst bewusst zu werden und euch nicht länger an Regeln zu klammern, die euch nicht mehr weiterbringen.

Vor allem ist es die Angst, die euch hindert, loszulassen und mit dem Leben zu fließen. Und sie ist es auch, die dauernd um Regeln bettelt, mit denen ihr euch über deren Zeit hinaus quälen könnt. Dabei liegt – der Polarität gehorchend – gerade in der Angst[1] auch ihre Lösung. Ihr könnt den Spieß umdrehen, auf eure Ängste zugehen, und sie leiten euch geradewegs zu eurem wahren Wesen, das eigentlich neugierig auf das Leben ist und sich gerne von ihm herausfordern lässt. Lasst es geschehen und folgt dieser Strömung in das Brachland eurer Seele. Was euch fasziniert und was ihr bewundert, was euch reizt und herausfordert, geht ihm nach, aber lasst es nie zu Routine verkommen.

Und vergesst nicht: Alle Regeln haben ihre Zeit und sind jenseits davon irregulär. Sie führen dann nur noch an mir vorbei. Wenn Regeln anfangen, den Fluss des Lebens zu behindern, und anstatt Wachstum zu fördern, es still und heimlich erdrosseln, ist es an der Zeit, sich mit Dank zu lösen und weiterzufließen, um Krankheit zu vermeiden und wahre Gesundheit zu finden.

Lasst euch also auf den Schwingen der Töne, die ihr euch heute zur Begleitung wählt, in das Land der Entspannung und des Loslassens tragen und fragt euch: Welche meiner Ängste hindert mich vor allem, mit dem Leben zu fließen? Und wie könnte ich mich ihr stellen? Welcher meiner Grundsätze hat sich längst überlebt und will entlassen werden? Wo fordert mich das Leben heraus und will mir helfen, mich dir und somit mir selbst zu nähern?

Wer ist es, der uns hindert, unser wahres Wesen zu entwickeln? Und wie und wo können wir es überhaupt suchen – auf dem Weg zur Gesundheit?

Es ist viel einfacher, als ihr denkt. Eigentlich braucht ihr gar nicht danach zu suchen, denn ihr habt es längst in euch – es war bereits von Anfang an da. Es geht nur darum, dieses euer Wesen aufblühen und sich in seiner ganzen Schönheit entfalten zu lassen. Und wer könnte euch daran hindern außer ihr selbst?

Fragt euch einfach, wer ihr seid. Ihr werdet gleich herausfinden, dass ihr die Kinder eurer Eltern seid, nicht aber eure Eltern. Ihr braucht also nicht genauso zu werden wie sie, sondern müsst euren eigenen Weg finden. Der jedoch beginnt im Haus eurer Eltern, das ihr achten könnt, wenn ihr es euch und ihnen leicht machen wollt.

In der äußeren Welt könnt ihr das Feld der Eltern mit allen Konsequenzen bald verlassen, ihr könnt auch auf der inneren Ebene heraustreten, was schwerer ist. Schließlich müsst ihr euren eigenen Weg finden, der eure Seele nährt.

Bedenkt, dass euer Weg nicht unbedingt für alle anderen der richtige sein muss, er ist es für euch, und ihr seid, jeder auf seine Weise, einzigartig. Fremde Tugenden sind – aus meiner Sicht – sogar gefährlich, auch wenn viele Religionen sie predigen mögen. Es ist besser, die eigenen Fehler zu machen, als die Tugenden anderer zu leben. Denn wer zu lange auf fremden Wegen wandelt, kommt von seinem Weg ab und entfernt sich immer mehr von sich und mir. Dann zwingen Krankheitsbilder zu Umkehr oder völligem Neuanfang, denn das ist es ja, was die Krankheit einem sagen möchte.

Nehmt euch also einen Augenblick Zeit, taucht in ihn ein und fragt euch: Bin ich auf meinem Weg oder etwa auf dem meiner Eltern? Mit wessen Augen habe ich meine Partner gewählt und meine Berufung? Fragt eure Seele, ob sie im Augenblick einem Weg folgt, der euch näher zu euch selbst und damit zu mir bringt – sie spürt es in jedem Moment und kann es euch mitteilen, wenn ihr wieder lernt, auf ihre Stimme zu horchen und ihr zu gehorchen.

Wenn wir uns Dir nicht nähern, drohen uns Krankheit und Schlimmeres. Haben wir dann überhaupt eine Wahl? Und ist es nicht eine Drohung, die von Dir ausgeht? Entweder wir folgen Dir oder es setzt Strafen?

Es liegt mir fern, euch zu drohen. Andererseits strebt alles in diesem Universum zum Heil, und ich bin für euch ein Meilenstein auf diesem Weg. Ihr habt es längst herausgefunden: Ich bin nicht alles, aber ohne mich ist alles nichts.

Ihr selbst habt das Universum so genannt – das Eine, das in und hinter aller Verschiedenheit liegt. Wenn ihr mir auf allen Ebenen nahe kommt, werdet ihr auch die Einheit aller Wesen und Dinge fühlen und euren Auftrag erfüllen.

Könntet ihr es nicht auch als Gnade sehen, wenn das Universum Sorge trägt, dass ihr nicht zu weit von eurer Bestimmung abweicht? Ihr bekommt erst sanfte und dann immer deutlichere Hinweise, und wer nicht hören will, muss schließlich fühlen. Aber selbst wer auf Schmerzen nicht reagiert, erhält weitere Chancen, auch wenn er sie negativ interpretiert, weil sie wehtun. Dabei sind es immer nur vom Schicksal aufwändig verpackte Lektionen über den Weg in die Einheit. Ist es denn nicht gut zu stolpern für den, der vom Weg abgekommen ist? Wie sollte er es sonst merken?

Alles strebt in die Einheit oder nennt es Vollkommenheit oder Vollständigkeit. Alle Systeme tendieren dorthin, die der Natur wie die eurer Kultur. Wenn die Richtung verloren geht, gibt es Hinweise, die ihr Probleme nennt. Was für ein hässliches Wort für die Aufmerksamkeit und Betreuung, die jeder auf seinem Lebensweg erfährt! Wer Probleme wirklich lösen will, muss nur wieder zurück auf den Weg zur Vollkommenheit kommen. Eigentlich ist alles so einfach. Euer Körper – und somit eure Seele zeigen euch, wie ihr dorthin gelangt.

Macht euch also auf zu einer weiteren Reise ins eigene Land der Seelenbilder und fragt euch: Folge ich freiwillig dem Weg zur Vollkommenheit und zur Erkenntnis, dass letztlich alles eins ist, oder muss ich gezwungen werden durch Probleme und Krankheitssymptome? Und wie kann ich mich neuerlich orientieren, um solche Stolpersteine überflüssig zu machen?

Es gibt Menschen, die so schwer und hoffnungslos krank sind, dass sie kaum Chancen haben, dir wieder nahe zu kommen. Was ist mit ihnen? Hast Du sie abgeschrieben?

Krankheitssymptome sind niemals Strafe, sondern immer Hinweis, Chance viel eher und Aufgabe, an denen es zu wachsen und die es zu meistern gilt. Ihr hättet noch viel mehr von diesen Hinweisen, wenn ihr sie rechtzeitig deuten und verstehen würdet und sie nicht nur schnell loswerden wolltet. So ihr die Chance begreift, die sie für euer inneres Wachstum bieten, sind sie leichter zu ertragen und werden obendrein rascher überflüssig. Die meisten Menschen wollen nichts von ihren Krankheitsbildern wissen, das ist schade und schadet, denn so müssen die Hinweise immer deutlicher werden. Dabei sind es sehr oft so klare und einfache Bilder, die die Seele direkt ansprechen.
Wie ein guter Lehrer auch jene Kinder nicht aufgibt, die sich gegen die Lehre sträuben, gebe auch ich keinen von euch je auf. Solange ihr eure Hoffnung auf mich richtet, bin ich für euch da, und besonders für jene, die sich so sehr nach mir sehnen und mit schweren Aufgaben beschäftigt sind. Sogar wenn ihr nicht mehr an mich glaubt, bin ich noch für euch da, aber dann wird es natürlich schwerer. Deshalb ist es ungeschickt, wenn ihr euch von Medizinern um eure Hoffnung bringen lasst, denn sie ist das Beste, was ihr habt. Sucht euch Ärzte, die Hoffnung machen und mich nicht vor lauter Krankheit aus den Augen verloren haben und die trotzdem wissen, was sie tun.
Krankheit ist immer ein Weg, der Entwicklung meint. Manchmal könnt ihr das nicht sehen, doch in allen Symptomen liegt auch eine heilende Kraft.

Nehmt euch diesen Moment, um zu erkennen, wie sehr eure größten Probleme auch eure größten Chancen waren und wie sie euch zurück auf euren Weg gebracht haben oder noch darauf warten, es tun zu dürfen. Fragt euch also: Was habe ich bisher schon aus meinen Symptomen und Problemen gelernt, und was kann ich noch daraus lernen? Wie kann ich an ihnen weiter wachsen? Was deuten sie mir an, was bilden sie mir ab?

Ist Behinderten Vollkommenheit verwehrt, weil sie schon einfache Stufen der Gesundheit nicht meistern? Müssen sie Dir immer fern bleiben?

Unterscheidet doch nicht, enthaltet euch vielmehr der Wertungen und Urteile, denn seid ihr nicht alle behindert und begnadet zugleich? Es ist immer nur eine Frage des Blickes. Lauft mit den Pferden, und ihr könnt euch lahm fühlen, singt mit den Vögeln und ihr werdet die Armut eurer Töne hören, tanzt mit den Feen und ihr könnt eure Plumpheit spüren, fliegt mit den Engeln und ihr erkennt eure Schwerfälligkeit, schwimmt mit den Delphinen, und ihr werdet eure Behinderung erleben. Fast überall auf eurer Erde seid ihr Behinderte und Fremde, überschreitet nur die Grenzen eures »eigenen« Landes oder Kontinents und ihr seid sprachlos, machtlos und fremd.

Aber tut all das, um euch des Lebens in seiner Vielfalt zu freuen, zu wachsen und in Demut zu spüren, dass es noch viel zu erleben und zu erlösen gibt, bis ihr mit allem eins geworden seid. Dann erst seid ihr wirklich bei mir. Und bei alldem könnt ihr euch – behindert wie ihr seid – gesund und heil fühlen.

Die Lebensbahn, die sich viele von euch wie eine Autobahn wünschen, ist in Wahrheit eher eine Achterbahn, eine große Schleife mit vielen Kurven, die zusammen eine lange Kette bilden. Wo genau eine Seele auf ihrem Weg in der Kette der Leben steht, ist schwer für euch zu ermessen, ebenso wie der Sinn von Behinderungen. Aber ihr könntet sie annehmen und später auch verstehen – als große Chancen.

Lasst euch also in die eigenen Seelenbilderwelten sinken, die Abbild und Spiegel der äußeren Welt sind und noch viel mehr – und fragt euch, wo ihr eure Behinderungen spürt und wie ihr mit dem Fremden und Behinderten in euch umgeht. Fragt euch auch, wie ihr diese Schattenreiche durchlichten könnt. Ganz von selbst wird sich dann euer Umgang mit den anderen Fremden und Behinderten wandeln und ihr werdet es – genau wie sie – genießen, und ich kann mich freuen, denn so kommt ihr mir Schritt für Schritt näher.

Lassen sich Heil und vollkommene Gesundheit auch verwirklichen, solange der Körper noch von Gebrechen, Behinderungen oder Krankheit gezeichnet ist?

Um dieser Frage nachzuspüren, müssen wir ergründen, was vollkommene Gesundheit ist. Geistig-seelische Gesundheit im Sinne letzter Selbstverwirklichung, Befreiung oder Erleuchtung geht weit über die körperliche Ebene hinaus und ist unabhängig vom Leib. Sie ist auch möglich, wenn der Körper Defekte hat.
Ich rate euch aber, von Anfang an alle Ebenen eurer Existenz im Auge zu behalten und nicht auf höhere zu zielen, um untere zu vernachlässigen oder gar auszulassen. Der Körper ist der beste Spiegel und das einzige wirksame Instrument der Seele in eurer Welt. Wenn er von Krankheit befallen ist, sollte ihm geholfen werden. Aber auch, wenn es noch nicht so weit gekommen ist, ist es gut, ihm Respekt zu zollen. Seine Symptome können zum besten Dünger der Entwicklung werden. Denn nirgendwo sonst werden Probleme und damit Wachstumsaufforderungen so deutlich.
Erleuchtung bedeutet nicht immer vollkommene körperliche Gesundheit. Vollkommene Gesundheit aber wäre Erleuchtung. Erleuchtung ist der einzig verlässliche und ruhende Zustand in diesem Universum, in dem sonst alles ständiger Wandlung unterworfen ist. Alles Veränderliche strebt diesem einen Ziel zu.
Leistet diesem Streben nach Vervollkommnung, das allem Lebendigen innewohnt, möglichst wenig Widerstand, stellt euch vielmehr bewusst darauf ein, aber vernachlässigt darüber nie die stofflichen Ebenen der Existenz, überbewertet sie allerdings auch nicht.

Lasst euch auf den Schwingen eures Ausatems tiefer sinken in die Welt eurer inneren Bilder und macht euch klar, dass es nur Zeit ist, die euch von allem und auch von der Vollkommenheit trennt – Zeit aber ist eine Illusion. So ist die momentane Unvollkommenheit, unter der ihr leiden mögt, eigentlich nichts anderes als Illusion. Kümmert euch trotzdem darum, lernt, sie zu verstehen, anzunehmen und – wo immer möglich – zu erlösen.

Erzähle uns von der Angst, die uns hindert. Wie können wir sie loswerden? Und können wir sie überhaupt ganz bewältigen – schließlich hat doch jeder Angst?

Ihr könnt sie nicht abschütteln, aber sie kann euch verlassen. Dazu müsst ihr mit ihr umgehen lernen. Denn die Angst wird euch erst verlassen, wenn ihr sie nicht mehr braucht.
Angst ist Symbol der Enge im Leben. Je mehr Angst ihr habt, desto eingeengter seid ihr. Dass alle Angst haben, zeigt nur, wie viel Enge ihr alle in euer Leben lasst. Ihr habt euch eine Welt der Enge gebaut, und eure und die Chancen der Welt liegen darin, die Grenzen wieder zu öffnen und euch zu weiten. Denn wenn ihr nur die äußeren Grenzen öffnet, wird sich innen immer mehr Angst entwickeln. Nehmt also die Chance wahr und öffnet die Grenzen in euch und der Welt.[2]
Die erste Enge und Angst erlebt ihr schon bei der Geburt, und so wie ihr durch sie hindurchgingt, müsst ihr auch durch alle späteren Engpässe. Das Geheimnis liegt in der Bewusstheit und der Richtung. Je bewusster ihr euch der Angst stellt, desto eher kann sie sich lösen und euch verlassen. Wenn ihr vor ihr flieht, wird sie euch verfolgen, wenn ihr aber auf sie zugeht, wird sie vor euch zurückweichen. Wo ihr vor Fremdem Angst habt, geht darauf zu, um euch zu weiten. Wenn ihr das Fremde dagegen meidet, werdet ihr zu Flüchtlingen. Darum sind Flüchtlinge trotz ihres Schicksals selten beliebt - sie erinnern viele daran, dass sie selbst ebenfalls ständig auf der Flucht sind - nur eben vor sich selbst!
Fürchtet euch also nicht, ihr verstärkt nur die Angst! Wo immer ihr Angst habt, liegt eine Chance - geht dort bewusst hin und erlebt, wie die Angst[3] sich durch mutige Schritte in Weite wandelt. Wo die Angst ist, ist der Weg.

Sucht wieder euren vertrauten Platz auf – eingehüllt in eure Musik und die Düfte –, lasst die äußeren Augen zugehen und öffnet die inneren den Ängsten. Lasst sie einzeln vortreten und ihr werdet sehen, dass sie schon dadurch ihre Macht verlieren. Wenn ihr die Ängste sucht, werden sie euch nicht mehr heimsuchen. Fürchtet euch also nicht!

Wenn alle Regeln und sogar Gesetze nur eine bestimmte zeitliche Gültigkeit haben, woher wissen wir, welche wann zu brechen und welche noch zu beachten sind? Und wer soll die Verantwortung dafür übernehmen – vor allem hinsichtlich der Gesundheit?

Es ist typisch für euch, dass ihr auch zum Brechen der Regeln noch Regeln verlangt, und es zeigt, wie verliebt ihr in sie seid. Eure Seele weiß es jederzeit, ihr braucht sie nur zu fragen. Auch dafür braucht ihr natürlich Regeln, und die sind sehr einfach: Setzt euch in aller Ruhe zu einer Meditation und fragt euch selbst: Passt diese Regel überhaupt noch zu mir? Wie sehr und wie weit hat sie mir bisher geholfen und kann sie mir jetzt noch weiterhelfen? Hilft es meiner Gesundheit, sie zu brechen? Oder bedarf ich ihrer, um gesund zu bleiben? Wenn ihr etwa die Regel aufgestellt habt, jeden Morgen und Abend zu meditieren, mag sie euch lange gedient und zu einem verlässlichen Meditationsfeld und guten Rahmen im Leben verholfen haben. Aber wenn es gilt, euren kranken Freund aus dem Urlaub heimzuholen, muss die Meditation ausfallen und die Regel gebrochen werden.
Selbst der Staat erkennt solche Situationen an. Wenn eine Geburt unmittelbar bevorsteht, gelten Verkehrsregeln nur noch bedingt. Wo das Leben auf dem Spiel steht, relativieren sich sogar eure Eigentumsgesetze, und ihr dürft und müsst das fremde Schlauchboot entwenden, um eine »Ertrinkende« zu retten.
Die Verantwortung tragt ihr ohnedies immer selbst – auch und gerade für eure Gesundheit. Ihr glaubt nur, sie abschieben zu können, das aber ist eine eurer gefährlichen Illusionen.

Lasst euch also vertrauensvoll in die meditativen Welten eurer Seelenbilder gleiten und fragt eure Seele: Brauche ich diese und jene Regel noch und kann ich sie überhaupt weiterhin verantworten? Es ist übrigens immer der erste aufsteigende Gedanke, der euch weiterhilft und ehrliche Antwort weiß.

Welches sind die Gesetze, die für ein gesamtes Leben verlässliche Gültigkeit haben?

Es sind jene, nach denen ihr alle angetreten seid, ohne es zu wissen, und oft genug, ohne es überhaupt wissen zu wollen. An erster Stelle steht das Gesetz der Polarität, noch vor dem der Resonanz. Es besagt nichts anderes, als dass es in eurer Welt zu allem und jedem einen Gegenpol oder ein Gegenüber gibt. Beide sind aufs Engste miteinander verbunden und machen erst zusammen das Ganze aus. Ein besonders wichtiges Beispiel: Immer wenn ihr das Gute tut, müsst ihr auch auf das Böse gefasst sein, das unweigerlich damit einhergeht. Es ist immer da im Spiel des Lebens, auch wenn ihr es auf den ersten Blick nicht sehen könnt, weil es im Schatten liegt und lauert. Ihr versucht das Gute zu tun und wundert euch, dass es schlecht ausgeht. Dahinter steckt kein dummer Zufall, sondern das Gesetz der Polarität. Je früher ihr dieses Gesetz durchschaut, desto leichter wird euer Leben. Denn alles wird einfacher, wenn man die Spielregeln des Spieles, das man gerade spielt, kennt. Im Spiel des Lebens ist das nicht anders, nur noch viel wichtiger.

Tut also ruhig weiterhin das Gute, aber seid euch seiner Kehrseite bewusst und erkennt die Konsequenzen. Ihr könntet euch nicht gut fühlen, wenn es nicht das Böse gäbe. Die Guten brauchen es dringender als alles andere – so, wie ihr oft erst krank werden müsst, um euch anschließend zu freuen, wenn ihr wieder gesund seid.

Wenn ihr jetzt wieder hinabgleitet in das Land der Traumbilder und Töne, der Schwingungen und Düfte, fragt euch, wo zu jeder eurer besonders festen Überzeugungen der Gegenpol, die Gegenposition liegt. Irgendwer wird sie sicher vertreten auf dieser Welt. Derjenige ist eher eure Ergänzung als euer Gegner. Erst mit ihm zusammen seid ihr ganz!

Hilft uns das Gesetz der Resonanz, unser Leben zu erleichtern und zu vertiefen und somit Gesundheit zu finden?

Das Gesetz der Resonanz folgt auf das Gesetz der Polarität und ist ähnlich wichtig. Der vulgäre Teufel eures Volksmundes verkörpert es sehr treffend, wenn ihr von ihm sagt, er »scheiße immer auf den größten Haufen«. Das will sagen: Wo schon viel Geld ist, kommt leicht noch weiteres hinzu, wo aber wenig ist, kann auch dieses noch rasch verschwinden. Das Resonanzgesetz gilt aber weit über das Materielle hinaus, etwa auch für Glück und Erfolg und Liebe.

Eure Welt ist erst auf einer viel tieferen Ebene gerecht, als ihr euch wünscht. Alle Versuche, schon die Oberfläche in jedem Moment gerecht zu gestalten, sind gut gemeint, aber offenbar nicht sehr erfolgreich. Jene viel tiefere Gerechtigkeit ist dagegen so absolut, dass sie denjenigen erschauern lässt, der sie in ihrem ganzen Ausmaß erkennt. Die Gesetze der Resonanz und der Polarität dienen dazu, dieser größeren Gerechtigkeit auf lange Sicht zu ihrem Recht zu verhelfen.

Das Gesetz der Resonanz besagt nicht mehr und nicht weniger, als dass jeder Mensch das bekommt, was er anzieht. Das heißt: Alle sind von den Menschen umgeben, die sie verdienen. Aber das wisst ihr schon, denn ihr habt sie ja selbst ausgesucht. Warum vergesst ihr es nur andauernd?

Jeder macht sich über das, was er aussendet, reif für das, was ihm widerfährt. Dahinter steckt kein böses Schicksal, sondern dieses einfache Gesetz. Glück will zu Glück wie Unglück zu Unglück, Gesundheit zu Gesundheit wie Krankheit zu Krankheit. Du lebst in der besten aller Welten, nämlich in deiner – wenn du sie ändern willst, musst du dich ändern.

Lasst euch also auf eurem sanften Klangteppich in die inneren Welten gleiten und fragt euch: Womit habe ich mich reif gemacht für meine Symptome und Probleme? Und was kann ich tun, um mich reif zu machen für jene Erfahrungen, die ich eigentlich will? Oder die jener Teil meiner Seele braucht, der wachsen will?

Resonanzgesetz und Polarität sind Themen der Philosophie und haben mit allem und jedem zu tun. Ist nicht aber Gesundheit etwas viel Handfesteres, Konkretes, das sich auf den Körper bezieht?

Gesundheit betrifft nicht nur die Ebene des Körpers, die ganz unten in der Hierarchie steht, sondern ist auch ein Thema des ganzen Menschen, zu dem vor allem auch Bewusstsein und Seele gehören. Diese sind dem Körper übergeordnet, und so beginnt Gesundheit weit oberhalb der stofflichen Ebene.

Im Bewusstsein stellt ihr die Weichen für eure Gesundheit und von dort könnt ihr auch die untere Ebene des Körpers am besten beeinflussen. Jede Hausfrau weiß, dass man Treppen von oben nach unten kehrt. Versucht es einfach einmal.

Wo das Bewusstsein im Einklang mit der Schöpfung ist und die unausweichlichen Gesetze erkennt, achtet und lebt, wird es die Seele unterstützen und bei ihren Lernaufgaben fördern. Und diese wird ihrerseits wiederum dem Körper nur zumuten, was ihm nützt und ihn weiterbringt. Immerhin ist er das Haus, in dem sie lebt, und das einzige, das sie zur Verfügung hat. Wie Theresia von Avila, die spanische Heilige, sagte, sollten wir gut zum Körper sein, damit die Seele gern in ihm leben will.

Andererseits ist aber natürlich auch ein Körper mit Krankheitssymptomen eine gute Basis für die Seele, um ihre Lektionen zu lernen und Erfahrungen zu machen. Ein kranker Körper drängt die Seele zum Lernen, ein gesunder wäre eine wundervolle Chance, freiwillig zu wachsen. So hängt alles mit allem zusammen und lässt sich nicht auseinander nehmen. Es ist gut, in der Hierarchie oben anzusetzen, ohne die Basis zu verachten.

Wenn ihr nun wieder auf den mit jedem Mal vertrauter werdenden Wegen in die Entspannung sinkt, fragt euch, wie ihr euer Körperhaus von der Seelen- und Bewusstseinsebene aus fördern könnt. Wie viel Zeit wendet ihr etwa für Seelenthemen auf und wie viel für Körperthemen? Und wie wichtig ist euch der Körper im Vergleich zum Bewusstsein? Versteht ihr seine und der Seele Weisheit schon?

Was ist das Einfachste und Wirkungsvollste, das wir für unsere Seele tun können, um Dir näher zu kommen?

Ihr könntet verzeihen lernen und die Seele so von jenem Ballast und Leid befreien, welche ihr ständig mit euch herumschleppt.
Das Leben ähnelt einer Bergtour. Bevor ihr aufbrecht, überlegt ihr euch doch auch, was ihr mitnehmt, und es wird eher weniger als mehr sein, denn ihr müsst alles selbst tragen. Das ist aber bei der Tour des Lebens nicht anders, sonst wird sie zur Tortur. Also wäre es nahe liegend, auch auf der Lebensreise nur mitzuführen, was ihr wirklich braucht, um sie zu meistern. Wer Ballast mitnimmt, der ihm wenig nützt, ist ungeschickt und erschwert sich das Leben, wer aber Dinge schleppt, die ihm sogar schaden, ist ein Narr und macht sein Leben zur Vorhölle.
Prüft also besonders, was ihr selbst gar nicht braucht, sondern anderen nachtragt. Wahrscheinlich würdet ihr es besser gleich ablegen. Es nützt euch nicht, sondern schadet, aber nicht den anderen, denen ihr es mit üblen Absichten nachtragt, sondern euch selbst. Üble Absichten schaden obendrein in jedem Fall der eigenen Seele und somit dem eigenen Körper. Egal, was andere getan haben, Rache ist nicht eure Sache – das Schicksal wird irgendwann auf seine Art für Ausgleich sorgen. Vielleicht war aber die gegen euch gerichtete Aktion auch schon der Ausgleich – wie könnt ihr es wissen, wenn ihr nur den kleinen Ausschnitt eures bisherigen Lebens überschaut?

Geht also wieder auf bewährten Wegen in die Tiefe der Entspannung und unterzieht einer Prüfung, was ihr anderen nachtragt. Schaut euch besonders eure Feinde an und fragt euch, ob sie euch diese Plackerei überhaupt wert sind und ob ihr es euch nicht viel leichter machen wollt. Wenn ihr fündig werdet, legt noch in der Meditation ganz bewusst und wie in einem Ritual all das ab, was ihr bisher nachgetragen habt. Ganz ähnlich könnt ihr mit eurem Beleidigtsein umgehen: Erkennt zuerst, dass all das Leid des Beleidigtseins an euch hängen bleibt, und fragt euch, ob ihr das wirklich wollt. Wenn nicht, legt auch dieses Leid ab und erleichtert eurer Seele die Lebensreise.

Welche Rolle spielt die Liebe für unsere Gesundheit? Kann man zu viel oder zu wenig lieben und davon krank werden?

Zu viel könnt ihr niemals lieben, zu wenig aber immer, und das macht viele von euch krank. In der Liebe öffnet man sich und lässt den anderen zu sich herein, es ist ein Erkennen des anderen in seinem tiefsten Wesen. Wenn ihr aber andere auf diese Weise erkennt, können auch sie sich selbst besser erkennen und annehmen.
Wirkliche Liebe kennt Verantwortung und Verständnis, aber weder Grenzen noch Wertungen, keine Urteile und kein Ausschließen. Insofern ist sie der beste Vorgeschmack auf Vollkommenheit. Wenn ihr in der Liebe seid, seid ihr mir ganz von selbst nahe.
Würdet ihr die Liebe nicht auf einzelne Menschen beschränken, sondern von den jeweiligen Geliebten auf andere ausdehnen, würdet ihr irgendwann alle und alles lieben und das Werk der Befreiung wäre vollbracht.
Ihr aber habt euch strenge Regeln gegeben und trennt die Liebe zu den Menschen von jener zu Gott und seiner Schöpfung. Dabei gibt es nur eine Liebe, die sich auf verschiedenen Ebenen ausdrückt. Und Freiheit ist ihr Rückgrat. Gefährlich wird es nur, wenn ihr die Liebe kastriert und einzelner ihrer Ausdrucksebenen beraubt – wenn ihr sie etwa auf den Körper beschränkt. Solch reduzierte Liebe kann krank und manchmal auch süchtig machen.
Wenn ihr all eure Haustiere nach ihrer Art lieben könnt und all eure Kinder, jedes auf seine Art, so solltet ihr doch auch mehrere Erwachsene lieben können, jeden auf seine Art, ohne euch deswegen zu quälen.
So wäre die Liebe ein wundervoller Weg zu mir und zu höchster Verwirklichung.

Lasst lieber eure Liebe grenzenlos sein und schließt so viel ihr könnt ein und so wenig wie möglich aus, sodass ihr schließlich die ganze Schöpfung liebend erkennt in all ihren Landschaften und Pflanzen, Tieren, Menschen und Wesen.

Geht also in euch und fragt euch: Wie viel Liebe erlaube ich mir, wie sehr kann und will ich mich öffnen – dem Leben gegenüber und den Menschen in meinem Leben?

Welche Rolle spielt Besitz für unsere Gesundheit? Hilft er uns, Dir nahe zu kommen, oder hindert er uns eher daran?

Nicht der Besitz ist das Problem, sondern dass ihr oft euer Herz daran hängt. Ihr verwechselt ja sogar Liebe mit Besitz und erkennt nicht, dass keines Menschen Seele zum Besitz eines anderen werden darf. Die Seele ist immer frei und der Körper sollte es auch bleiben. Er kann gleichsam zur Bühne der Liebe werden, auf der sie sich ausdrückt. Aber deswegen bleibt die Liebe doch frei. Ließet ihr euch auch in der körperlichen Liebe mehr Freiheit, könntet ihr die Sexualität mehr genießen und das wäre wiederum besser für euren Körper. So könntet ihr mir näher kommen.
Immer wenn ihr euer Seelenheil an Besitz hängt, steckt ihr fest. Haftet nicht zu sehr daran! Letztlich könnt ihr ohnedies nichts besitzen, weil ihr nichts Materielles mitnehmen könnt. Die Vorstellung, dass euch ein Stück Land gehört, könnt ihr noch nicht einmal gegenüber den Regenwürmern durchsetzen, die in der Erde eures Landes leben. Dazu braucht ihr schon andere Menschen, die dieses Spiel mitspielen. Nehmt es weniger ernst, sonst kostet es euch noch das Leben.
Wann immer ihr euer Herz an Materie bindet, hängt es fest und wird leiden, und ihr werdet unfrei und krank. Besitzt und nutzt euren Besitz, anstatt euch von eurem Besitz besitzen zu lassen, und lasst ihn euch und eurer Entwicklung dienen. Dann könnte er sogar helfen, mir näher zu kommen. Geld will fließen wie das Leben. Also lasst es – denn auch Armut kann krank machen und wer Geld im Überfluss hat, kann damit – so er teilen lernt – leicht zum Heiler werden.

Geht auch mit diesem Thema in Trance – auf euren ebenso vertrauten wie gewohnten Spuren. Schon der Klang der immer gleichen Musik wird helfen wie auch der bekannte und vielleicht auch schon geliebte Duft des Räucherstäbchens – und fragt euch also:
Besitze ich noch meinen Besitz oder besitzt er mich schon längst und macht mich besessen und damit geisteskrank? Und wie kann ich auch in dieser Hinsicht in Fluss kommen?

Die Reise nach innen, die sich an Deine Antworten anschließt, wird immer mehr zu einer Art Ritual. Sind diese aus der Mode gekommenen Relikte der Religion für die Gesundheit heute noch von Bedeutung?

Sie sind es mehr, als ihr oft glaubt. Und es ist gut, wenn aus den Übungen am Schluss ganz nebenbei und wie von selbst Rituale werden. Sie helfen euch – auch wenn ihr das vielleicht jetzt noch gar nicht bewusst merkt – mehr als Antworten, die ihr nur lest.
Eure Welt ist nach wie vor voller Rituale und nur deswegen könnt ihr halbwegs friedlich zusammenleben. Es sind Rituale, mit denen ihr eure Streitigkeiten vor Gericht schlichtet. Was wäre denn ein Gerichtshof anderes als ein Ritualplatz? Aber auch eure Fußballarenen sind Ritualplätze. Eure Beziehungen knüpft ihr über Rituale und nicht nur in Kirchen und Standesämtern. Euer Handschlag wie auch die Unterschrift, die ihr unter Verträge setzt, haben Ritualcharakter, und selbst auf das Essen bereitet ihr euch mit Händewaschen rituell vor. Ja, sogar Operationen haben immer auch Ritualcharakter. Allerdings sind viele Rituale heute inhaltsleer und eigentlich nur noch Regeln. Dreht den Spieß um und macht wieder Rituale daraus, indem ihr Inhalt in die unzähligen Regeln eures alltäglichen Lebens bringt.
Fördert den rituellen Charakter eures Lebens lieber bewusst, anstatt immer mehr Rituale aufzugeben. Wenn euer ganzes Leben ein einziges bewusstes Ritual ist, seid ihr mir ein großes Stück näher gekommen.

Fragt euch also auf einer bewussten rituellen Reise in die Seelenbilderwelten, wo ihr in eurem Leben Gewohnheiten habt, die ihr durch Bewusstsein in Rituale wandeln könntet.
Warum nicht aus dem morgendlichen Duschen ein Reinigungsritual machen, das tiefer geht als nur bis in die Poren der Haut, das auch eure Seele berührt und reinigt? Warum nicht aus den täglichen Aufräumarbeiten, die sowieso anfallen, Rituale machen, die auch innerlich für Ordnung sorgen? So seid ihr auf dem Weg zur Gesundheit.

Wie können wir bei einer Krankheit herausfinden, auf welcher Ebene die Antwort, also die Therapie erfolgen muss, eher im Körper oder in der Seele? Und kann man in jedem Stadium einer Krankheit das Ruder noch herumreißen?

Heilwerden ist immer eine Frage der Einstellung. Wirkliche Gesundheit, wie sie mir entspricht, hat immer mit Vertrauen und Eigenverantwortung zu tun, dem Willen, sein Leben selbst in die Hand zu nehmen und für die eigenen Entscheidungen geradezustehen.

Wichtig bei allen Krankheitsbildern ist, sich ehrlich klar zu machen, welche Ebenen der Existenz bereits in Mitleidenschaft gezogen sind. Auf all diesen muss im Allgemeinen auch die Antwort erfolgen. Ist das Krankheitsgeschehen bereits bis in den Körper vorgedrungen und manifestiert sich in dort sicht- oder spürbaren Veränderungen, müssen alle Ebenen bis hinunter zu der des Körpers mit in die Therapie einbezogen werden.

Ist das Bein gebrochen, ist es offensichtlich auf der Knochenebene wieder zu richten, in diesem Fall wohl am besten und schnellsten mit einer Operation. Zusätzlich wäre zu klären, wie es zu dem Unfall kommen konnte und was er sagen will. Ist diese Botschaft verstanden, erspart man sich weitere Unfälle in derselben Sache. Wo das nicht geschieht, braucht es meist noch einen Denkanstoß. Ihr kennt das und sprecht dann vom Gesetz der Serie. Es wäre schön, wenn ihr schon beim ersten Mal die Botschaft gleich verstehen würdet. Und ob es gelingt – in welchem Stadium einer Krankheit auch immer –, das Ruder noch herumzureißen, hängt allein von eurem Bewusstseinszustand ab.

Fragt euch also, wenn ihr wieder auf meditative Reise geht, wie viele Ebenen eures Seins von dem Krankheitsbild betroffen sind und welche Botschaften sie ausdrücken. So, wie ihr euch an mich, die Gesundheit, wendet, könnt ihr euch auch an meinen Gegenpol, die Krankheit, wenden und sie um Aufklärung bitten. Sie wird euch im jeweils ersten aufsteigenden Gedanken antworten. Auch dabei könnt ihr euch helfen lassen[4], aber es geht auch allein – das hängt von euch und der Schwere und Eskalationsstufe des »Problems« ab.

Sollen wir generell mehr der modernen Schulmedizin, den Alternativmaßnahmen oder den alten Medizintraditionen trauen?

Das ist eine Frage der Einstellung. Fragt euch, ob ihr als ganzer Mensch auf die Herausforderung einer Krankheit reagieren wollt oder ob ihr das Symptom nur so schnell und mit so wenig Einsatz wie möglich loswerden wollt. Letzteres versprechen nur die Schulmedizin und manche Alternativmethoden der Naturheilkunde. Langfristig können sie diese Versprechungen zwar oft nicht halten, doch kurzfristig erwecken sie den Eindruck und ihr habt fürs Erste eure über alles geliebte Ruhe.

Ich aber rate euch, einem Weg zu vertrauen, der nicht nur vorgibt, Bewusstsein und Seele in den Heilungsprozess mit einzubeziehen, sondern es auch wirklich tut. Das Bewusstsein ist dafür an erster Stelle zuständig, gefolgt von der Seele und dem Körper. Auf allen drei Ebenen sind entsprechende Schritte notwendig: auf der Bewusstseinsebene die Meditation, auf der der Seele die innere Beschäftigung mit den Ursachen und auf der des Körpers das bewusste Handeln.

Eure Frage bezieht sich jedoch lediglich auf die unterste Ebene, auf die des Körpers: Hier erst können Schulmedizin und alte und neue Naturheilkunde konkurrieren. Ihr werdet, wenn ihr in euch hineinhorcht, selbst wissen, welche Methode die beste für euch ist. Hört deshalb genau hin, was euch euer inneres Selbst zuflüstert.

Wenn ihr euch in die innere Welt der Bilder und Farben, Schwingungen und Töne sinken lasst, könnt ihr euch fragen, ob ihr lieber jetzt das ganze Problem lösen oder vorerst nur den an der Oberfläche sichtbaren Teil loswerden wollt, um vielleicht später das Ganze anzugehen. Allerdings wird dann das Problem weiterwachsen und nicht weniger leicht zu beheben sein. Prüft, ob ihr generell mehr zum Aufschieben neigt oder dazu, euch sofort zu stellen und umgehend Antworten zu finden.

Was spricht eigentlich dagegen, sich der Schulmedizin anzuvertrauen?

Alles, was ihr nicht gleich bezahlt, wird später teurer. Wenn ihr also sofort Gesundheit verlangt – aus meiner Sicht wäre das natürlich nur Symptomfreiheit –, ohne dafür eure Hausaufgaben zu machen, geht ihr einen Pakt ein. Ihr unterdrückt die Symptome und müsst dann später teurer bezahlen. »Beseitigte« Symptome sind nur auf die Seite geschoben und werden von dort zurückkehren und irgendwann mit mehr Kraft ihr Recht auf Beachtung fordern. Mit anderen Worten: Unterdrückte Symptome sind unter die Oberfläche verbannt, wo sie aber weiter gedeihen. Wenn sie dann, größer und mächtiger geworden, neuerlich ihr Recht auf Be-Handlung fordern, ist es naturgemäß schwerer, mit ihnen fertig zu werden, weil sie entsprechend Zeit zu wachsen hatten.
Bei den vielen Pakten, die ihr eingeht, rate ich euch, sehr vorsichtig und achtsam zu sein, damit euch die eingegangenen Verpflichtungen nicht eines Tages über den Kopf wachsen. Das gilt vor allem für eure gesundheitlichen Verpflichtungen.

Fragt euch also in der Entspannung der Trance: Wo bin ich bereits Pakte eingegangen? Wo habe ich Raubbau getrieben? Welche Rechnungen sind offen geblieben und warten auf Begleichung?

Wie und wo soll man sich ganzheitlich behandeln lassen, wo es doch fast nur noch Fachärzte, also Spezialisten gibt, die sich ausschließlich auf ihrem Gebiet auskennen?

Wenn ihr euch klar macht, dass es sich, wenn es mal besonders schnell gehen muss, um Notfallmaßnahmen handelt, die das Problem nicht lösen, aber erst einmal das Überleben sichern können, ist alles in Ordnung. Wenn ihr euch aber vormacht, mit einer solchen Maßnahme sei alles gelöst, so schützt euer Nichtwissen nicht vor den unvermeidlichen Konsequenzen.

Eure moderne Medizin hat eine ganze Fülle von Unehrlichkeiten im Repertoire. Es sind keine bewussten Lügen, aber sie wirken sich ähnlich aus. Ein beliebtes Gesellschaftsspiel ist, Dinge ganz anders zu versprechen, als sie dann geschehen. Es gibt kaum einen Mediziner, der sich gegen die Einbeziehung der Seele in die Therapie aussprechen würde, aber es gibt nur wenige, die sie wirklich einbeziehen.

Wenn es möglich ist, rate ich euch, Spezialisten zu umgehen, denn ihr seid Wesen von Körper, Geist und Seele, die Spezialisten aber haben nicht mehr den ganzen Menschen im Blick, sondern nur noch einzelne Organe. Ihr aber seid mehr, selbst als die Summe all eurer Einzelteile. Betrachtet euch als ganze Menschen und findet Helfer, die euch ebenfalls so sehen, die den Mut haben, das Ganze im Auge zu haben.

Auf eurer inneren Reise könnt ihr euch fragen, wo in eurem Leben ihr in Gesundheitsfragen Umwege gewählt habt, weil ihr keine Lust oder Zeit hattet, den wahren inneren Ursachen nachzugehen, und was dadurch an Lernaufgaben offen geblieben ist.

Wie können wir den Gang zu Spezialisten vermeiden, wo sind echte Alternativen? Kein Facharzt kann heute noch den ganzen Menschen behandeln. Deshalb spezialisiert er sich ja. Nur als Pulmologe kann einer noch alles über die Lunge wissen. Können wir es uns überhaupt leisten, Spezialisten zu meiden?

Wie ich schon sagte: Im Notfall sind sie sogar wichtig. Sie machen ihre Arbeit sehr gut, aber natürlich wäre es besser, sie gar nicht in Anspruch zu nehmen, wenn es gar nicht erst so weit gekommen wäre.

Ich empfehle euch: Findet Kontakt zu eurem Inneren Arzt und werdet eins mit ihm. Die innere Stimme, die ihr mit jedem der Ausflüge in die Seelenbilderwelten deutlicher zu hören bekommt, kann zur besten Hilfe dabei werden.

Und wenn ihr die Aufgaben, die sich euch im Leben ständig stellen, immer gleich annehmt und auf eure Weise löst, brauchen Themen gar nicht erst Problemcharakter anzunehmen und bis in die Stofflichkeit des Körpers zu sinken, wo sie als Symptome Ärger machen. Diesen Weg der Vorbeugung kann und muss ich empfehlen.

Beugt freiwillig vor, bevor das Schicksal euch beugt und zwingt. Dieser Weg führt direkt zu mir. Was kann euch schon passieren, wenn ihr euch dem Leben mit seinen Anforderungen rechtzeitig stellt?

Geht auf den Schwingen der vertrauten Töne und Düfte auf euren Ausflug ins eigene Seelenland und fragt euren Inneren Arzt, ob und wie er sich euch offenbaren kann und will: Meist wird er den ersten aufsteigenden Gedanken nutzen, um Kontakt aufzunehmen. Lasst euch also auf diese bewährte und schon gut erprobte Weise ansprechen und bleibt in Kontakt mit dem besten aller Ärzte.

Wenn viele Menschen ein und derselben Krankheit zum Opfer fallen, ist es dann noch das Problem des Einzelnen oder nicht schon das der Gesellschaft? Immerhin bekommt fast die Hälfte der heutigen Menschen Krebs, ein Drittel sind Allergiker mit steigender Tendenz, immer mehr werden depressiv und fast alle haben irgendwann Karies.

Natürlich zeichnen sich da gesellschaftliche Probleme ab, aber ihr seid die Gesellschaft und die kann nichts für euch lösen. Sie ist eine Spiegelebene, der ihr viel zu viel ursächliche Macht und Verantwortung zuschiebt. Mit einem Krankheitsbild kann immer nur der einzelne Mensch fertig werden. Nur er kann seine Zähne richtig putzen und mit diesem täglichen Ritual der Waffenpflege Kariesbefall verhindern. Aber natürlich kann die Gesellschaft ihren Beitrag leisten, wenn sie etwa schon in der Vorschule solche Waffen- respektive Zahnpflege unterrichten lässt.

Gesellschaftlich ließe sich auch das Thema Sterben wieder ins Leben integrieren und so den Depressionen die Spitze nehmen. Was so ursächlich klingt, ist es in Wirklichkeit nicht, aber wenn ihr nicht anders denken könnt, macht es vorerst nichts.

Würde von den gesellschaftlichen Institutionen wie den Schulen die Wichtigkeit des eigenen Weges mehr betont und der Mut gefördert, diesen auch gegen Widerstände zu gehen, ließen sich manche Krankheitsbilder wie auch Krebs verringern. Aber natürlich bleiben die Einzelnen aufgerufen, ihren ureigenen Weg zu finden und zu gehen, Vorsorge zu betreiben und ein Leben im für sie rechten Maße zu führen.

Fragt euch also auf einer oder mehreren Reisen nach innen: Bin ich auf meinem Weg? Lebe ich meine Kraft und Vitalität? Widme ich all meinen Organen und Aufgaben genügend Aufmerksamkeit? Ist Sterben ein Teil meines Lebens?

Was erwartest Du von uns und was rätst Du uns, die wir noch halbwegs gesund und munter sind, wenn wir Dich in unserem Leben verwirklichen wollen?

Das ist eine große Chance, wenn ihr euch noch ohne Not auf den Weg zu mir machen könnt. Er wird euch dann viel mehr Freude machen und ihr könnt meine Hinweise leichter und spielerischer umsetzen, weil euch nichts drückt. Allerdings fehlt euch auch der Druck und ihr müsst selbst für den notwendigen Nachdruck sorgen. Alles wird dann – wie ihr heute sagen würdet – zu einer Motivationsfrage.
Zuerst wäre es nahe liegend, sich dem Höchsten zuzuwenden, dem Bewusstsein. Dafür könntet ihr euch eine Meditation oder Form des Gebets suchen, die zu euch passt und euch zufliegt.[5] Ihr dürft ruhig verschiedene Wege und Exerzitien, Übungen und Meditationen ausprobieren, um irgendwann die euren zu finden. Einfach wäre es, die Möglichkeit zu nutzen, die euch die Seelenbilderwelten bieten. Geht dort auf Suche nach eurer Form der Meditation oder Übung.
Als Nächstes kümmert euch um eure Seele und fragt sie nach ihren Bedürfnissen und den Herausforderungen eurer Lebensaufgaben, die sie längst spürt. Nehmt eure Seele selbst in Therapie in den schon vertrauten Seelenbilderwelten und lasst euch gegebenenfalls auf einzelnen Etappen des Weges helfen, wenn er für euch allein zu steil wird.[6]
Und schließlich könnt ihr euch auch noch in dritter Instanz eurem Körper zuwenden, der genauso eure Sorge und Achtsamkeit braucht und verdient. Er will seiner und eurer Art entsprechend genährt und bewegt, entspannt und regeneriert werden.

Fragt euch auf einem Ausflug in die inneren Welten, wie ihr die Zeit der Zuwendung bisher zwischen Bewusstsein, Seele und Körper verteilt. Und fragt euch auch, ob alle drei Bereiche insgesamt überhaupt genug Achtsamkeit erfahren. Habt ihr schon eure Art der Meditation gefunden? Bekommt eure Seele Zeit, ihre Aufgaben anzugehen? Kümmert ihr euch um euren Körper und widmet ihr ihm genügend Aufmerksamkeit und Zeit?

Gibt es keinen anregenderen und spannenderen Weg, das Bewusstsein hinsichtlich der Gesundheit zu erweitern, als die Meditation?

Es gibt viele Wege und ihr könnt auch über Erkenntnis oder Intuition euer Bewusstsein weiten.[7] Letztlich aber bleibt niemandem der Weg in die eigene Mitte erspart, und da bietet gerade Meditation wundervolle Chancen. Meditation zielt – wie das Wort schon sagt – auf die Mitte. Sie wird so zum eigentlichen Heilmittel. Denn immer, wenn ihr eure Mitte verliert, werdet ihr krank. Das Heilmittel der Medizin hieß früher Remedium, was »zurück zur Mitte« bedeutet. Was eure Mitte angeht, ist also Meditation das wichtigste Heilmittel, die große Medizin – in jenem umfassenden Sinn, wie etwa indianische Völker sie verstanden. Sie zielt auf Körper, Seele und Geist.

Meditation muss – abgesehen von den Bilderreisen nach innen mit ihren wechselnden Themen – langweilig sein, da sie den Intellekt, der den Zugang zum Bewusstsein ständig belagert, umgehen soll. Erst wenn er vor lauter Langeweile abschaltet, kann eigentliche Meditation geschehen – Einswerden, Kommunion mit allem, was ist.

Aber es gibt viele Wege der Meditation – die ganze Welt der Mandalas[8] gehört auch hierher – und sie stehen euch in dieser Zeit fast alle offen. Jeder, der wirklich danach sucht, kann seinen Weg finden. Wichtig ist nur, dass ihr, wenn ihr euch einmal entschieden habt, auf diesem Weg bleibt und nicht dauernd und vor allem nicht während der Fahrt das Fahrzeug wechselt. Weniger ist auch diesbezüglich mehr. Ausgedient hat ein Fahrzeug, wenn ihr mit ihm nicht mehr weiterkommt. Dann wird sich das nächste von ganz allein einstellen ...

Fragt euch also, nachdem ihr auf vertrautem Weg in die Seelenbilderwelten eingetaucht seid, inwieweit ihr eure Mitte schon spürt und was ihr tun könntet, um das Gefühl für sie noch weiter zu entwickeln. Welche Meditation könnte euch dienen, um innere Ruhe zu finden, um zu euch zu kommen, zu eurem Sinn und Wesen?

Wie können wir unserer Seele helfen, sich auf Dich einzustellen und alle Weichen in Deine Richtung zu stellen? Gibt es eine allgemeine Hilfe für seelische Krisen?

Fragt euch nur einmal, ob ihr die Lebensübergänge bewältigt habt, die – von eurem Alter her – hinter euch liegen sollten. Andernfalls sind sie die erste Quelle für Lebenskrisen. Seid ihr etwa bei der Geburt mit der Urenge und Urangst fertig geworden oder hängt euch das Geburtstrauma noch unbewältigt im Seelengebälk? Habt ihr nach der Pubertät die Kindheit verlassen und seid erwachsen geworden? Habt ihr euren Beruf gefunden, der eure Seele ruft und euch zur Berufung geworden ist, oder haftet ihr einem Job an, der euch weder ruft noch fördert, sondern unter- oder überfordert? Ist eure Partnerschaft auf Wachstum und Heil oder auf Wohlfühlen und damit nicht selten auf Stagnation gegründet? Habt ihr – falls ihr im Lebenskreis schon fortgeschritten seid – in der Lebensmitte um- und einkehren können, auf dass ihr wieder werdet wie die Kinder? Hat das Alter seine Schrecken für euch verloren? Könnt ihr den Tod als Lösung und Erlösung annehmen oder seid ihr noch auf der Flucht vor dem Unausweichlichen?
Lasst noch einmal die großen Übergänge und Herausforderungen des Lebens vor eurem inneren Auge Revue passieren und wenn ihr spürt, irgendwo hängen geblieben zu sein, widmet euch dieser Zeit auf der Ebene der inneren Seelenbilderwelt.[9] So können euch lebensnotwendige Übergänge zu Wachstumsschritten inspirieren und aus Lebenskrisen werden Entwicklungschancen. Denn wo immer ihr stehen geblieben seid, dort ist eure Seele nach wie vor, und es wäre so wichtig, dass ihr sie auf dem Lebensweg dabeihabt.

Lasst euch auf den Schwingen vertrauter Töne und Düfte in die Welt der Seelenbilder eintauchen und stellt euch die obigen Fragen noch einmal auf dieser tieferen Ebene.

Der Körper ist am leichtesten zu behandeln, aber er erscheint jetzt gar nicht mehr wichtig gegenüber der Seele?

Er ist es aber durchaus, und im Übrigen könnt ihr alle körperlichen Maßnahmen auch immer auf die Seelen- und Bewusstseinsebene übertragen. Wenn ihr euch schon um den Körper bemüht, werden Seele und Geist gleich mitbehandelt. Das wird auch wieder auf den Körper abfärben und ihm nützen und der Seele sowieso. Deshalb spreche ich ja von der »Weisheit eures Körpers«.

Jede Region des Körpers, jedes seiner Organe findet in der Seele ihre Entsprechung. Es sind Parallelebenen. Nach dieser Logik werdet ihr mit der Seele immer auch den Körper behandeln, mit dem Körper aber auch die Seele.

So stehen die Gelenke im Körper für seine und eure Beweglichkeit und Artikulationsfähigkeit in der Welt, das Knie verrät konkret den Bezug zur Demut und die Ellbogen jenen zur Durchsetzungsfähigkeit, die Hüftgelenke zeugen von eurem Fortschritt. Die Wirbelsäule deutet an, ob ihr euch gerade machen könnt und aufrecht und aufrichtig durchs Leben geht. Sie ist eure Weltachse, um die sich alles im Leben dreht. Wenn ihr fragt: »Wie gehts, wie stehts?«, zielt ihr weit über den konkreten Körper hinaus und interessiert euch dafür, wie die Befragten im Leben stehen und vorwärts kommen. Der Verdauungstrakt zeigt, wie ihr das Leben verdaut, der Magen bewahrt auf, der Dünndarm analysiert und assimiliert, in der Unterwelt des Dickdarms verraten die Reste, wie es um das Überlebte und Verdaute steht. Könnt ihr es leicht loslassen oder bleibt ihr gern darauf sitzen? Das Blut symbolisiert eure Lebenskraft. Eure Füße erzählen von eurer Verankerung im Leben, die Hände berichten von der Fähigkeit, zuzupacken, zu begreifen und das Leben in den Griff zu bekommen ...

Und auf ganz ähnliche Weise könnt ihr auch alle eure körperlichen Symptome deuten und so die Brücke zu eurer Seele schlagen.[10]

Wenn ihr euch nun mit einigen tiefen Ausatemzügen in die Welt der inneren Bilder sinken lasst, fragt einmal jene Region eures Körpers, mit der ihr am meisten zu tun habt, wofür sie steht und was sie euch mit ihren Symptomen sagen will.

Oft stimmen Vernunft und Bauchgefühl nicht überein, der Kopf rät häufig auch noch anders als das Herz. Wem können wir auf dem Weg zu Dir mehr vertrauen?

Der Kopf ist nicht zufällig an oberster Stelle gelandet, als ihr euch auf eurem Entwicklungsweg auf die Hinterbeine gestellt habt. Damit ist er zur obersten Instanz in eurem Leben geworden und das ist auch gut so.
Ihr regiert aus eurem Oberstübchen das ganze Körperland. Aber muss es eine autoritäre Diktatur sein? Wollt ihr nicht allmählich reif werden, nicht gleich für die Demokratie, aber doch für eine milde Form von Gewaltenteilung in gegenseitigem Respekt?
Auf dem obersten Wirbel, dem Atlas, ruht der Kopf wie die Weltkugel auf den Schultern des gleichnamigen Riesen. In dieser Weltkugel spielt sich nicht alles, aber doch das meiste ab. Sie ist als euer Haupt auch gleich zur Hauptsache geworden. Aber muss sich dem kühlen Kopf alles andere bedingungslos unterordnen, auch euer heißes Herz und der erdigwarme Bauch? Wäre es nicht für alle drei schön, wenn das warme weiche Herz hin und wieder etwas beitragen dürfte zum gemeinsamen Leben oder der Bauch mit seinem tiefen Gespür und seinen oft uralten Ahnungen?
Vergesst auch nie, dass der Kopf zwei Seiten hat. Nach dem Gesetz der Polarität kann dies nicht anders sein, und es hat seinen tiefen Sinn. Die fast vergessene andere Seite eures Lebens spiegelt sich in der rechten, archetypisch weiblichen Gehirnhälfte, die im modernen Leben so wenig zum Zuge kommt und dabei so viel zu bieten hätte. Ihr geht es um Muster und Gefühle, um den ganzheitlichen Zusammenhang eures Lebens.

Wenn ihr am Ende meiner Antworten in die Welt der Seelenbilder abtaucht, seid ihr mitten in ihrem Reich und da gehörtet ihr viel öfter hin!

Lasst nun die äußeren Augen zufallen und ein Lächeln auf eurem Gesicht entstehen und verfolgt die Veränderungen, die es dort und in eurer Stimmung auslöst, und – während ihr tiefer sinkt in das weibliche Reich der Bilder und Träume, Farben und Schwingungen – fragt, wie ihr in der Machtverteilung für mehr Ausgleich sorgen könnt zwischen Kopf- und Herzensanliegen und wie euer Bauchgefühl am gemeinsamen Leben teilhaben kann.

Wie können wir Herz und Bauch an unserem Leben teilhaben lassen, wenn wir längst den Kontakt zu ihnen verloren haben?

Aber das habt ihr doch gar nicht wirklich! Jede Nacht seid ihr in Kontakt mit der Welt der Bilder. In den Seelenwelten der Träume kommt euer Herz ebenso zu Wort wie euer Bauch. Nur erinnert ihr euch kaum noch daran, weil ihr dem Oberstübchen die Alleinherrschaft übertragen und dabei nicht bemerkt habt, dass es nur dessen eine männliche Hälfte ist, die nun euer Leben regiert und dominiert.
Wenn ihr anfangt, eure Träume und Meditationen wieder wichtig zu nehmen und ihnen Zeit und Raum zu geben, werdet ihr die weibliche Gehirnhälfte allmählich zu neuem Leben erwecken und euch auch bald wieder an die Bilder eurer Träume erinnern. Ihr könnt diese Entwicklung weiter fördern, wenn ihr ab und zu fastet[11] und euch immer wieder Zeiten schenkt, die der Regeneration dienen.
Für solch freie Zeiten kann sich euer Herz gewiss erwärmen, und ihr werdet es genießen, wenn es euch wieder öfter warm ums Herz wird, wenn ihr aus heißem Herzen das Leben wagt. Selbst das Bauchgefühl könnt ihr zurückgewinnen. Ihr bräuchtet euren Bauch nur öfter in Meditationen zu fragen, was er mitteilen will. Mit der Zeit wird er sich dann ganz von selbst melden und am Leben aktiver teilnehmen.
Euer Verstand könnte währenddessen entspannen, soll er doch nicht abgeschafft, sondern nur ab und zu beruhigt werden, um anderen in besonderen Momenten den Vortritt zu lassen. In solchen Regenerations- und Ruhezeiten könnte er frei werden für neue Ideen, um euch und die Vision eurer Entwicklung zu fördern.

Fragt euch also in einem Augenblick tiefer Entspannung: Wie könnte ich meinen anderen Seiten mehr Lebens- und Zeiträume gewähren? Wann sollte ich besser auf mein Herz hören und wann meinem Bauch vertrauen?

Indianer und die Menschen anderer ursprünglicher Völker finden ihre Vision früh, also spätestens in der Pubertät. Wie können wir, die wir bisher keine hatten, noch relativ spät im Leben zu einer kommen? Wie wichtig ist sie für die Gesundheit?

Eine Vision gehört ins Zentrum jeden Lebens – sie gibt ihm und damit euch Sinn. Denn ein Leben ohne Sinn bleibt sinnlos und wird mit der Zeit in seiner Ziellosigkeit die Mitte verfehlen – der Verlust der Mitte aber macht euch krank.

Die Vision eures Lebens könnt ihr in jedem Lebensstadium finden, denn sie lebt immer und jederzeit in euren Seelenbilderwelten. Aus diesem Reich der inneren Bilder haben Menschen zu allen Zeiten ihre Märchen und Mythen geschöpft, hierher haben Schamanen und Priesterärzte, Hierophanten und Heilige ihre Schüler bei deren Visionssuchen geführt.

Nach all euren bisherigen Ausflügen in diese innere Welt seid ihr sicherlich fähig, eure Vision[12] dort nun vielleicht auch schon in eigener Regie zu finden. Ihr könnt aber auch euer Lieblingsmärchen, den für euch wichtigsten Mythos befragen oder eure Lieblingsverkleidung im Fasching erinnern. Die eigene Vision kann durch all das hindurchblitzen und Hinweise geben, in welcher Richtung ihr auf die visionsversprechende Suche gehen solltet.

Schließt nun einfach die äußeren Augen und lasst die inneren aufgehen und vertraut euch dem Klangteppich und den Duftschwaden auf eurem Weg in die Tiefen der Trance an. Lasst euch fallen und mit den Ausatemwellen noch weiter und immer weiter sinken, bis ihr ganz bei euch seid und in die Stille des Augenblicks eintauchen könnt. Hier lasst ein großes eindrucksvolles Tor in einer Landschaft auftauchen, die zu euch passt, mit der Aufschrift: »Meine Vision«. Und im selben Moment werdet ihr wissen, dass sich hinter diesem Tor euer Weg öffnen und sich eure Vision zeigen werden – in der einen oder anderen Form: symbolisch oder konkret oder wie auch immer ... Habt den Mut, den Weg der inneren Bilder zu wagen und wahr- und wichtig zu nehmen, was euch der jeweils aufsteigende erste Gedanke enthüllt.

Gibt es auch ganz konkrete Hilfen, um Leib und Seele zu fördern, etwa spezielle Diäten oder Nahrungsergänzungen, Dinge, die wir sogleich anpacken und einfach mit unseren Händen tun können, um Brücken zwischen Körper und Seele zu bauen?

Statt komplizierter Diäten wäre es ungleich wirksamer und gesünder, einfach genug vom Seelenelement Wasser zu trinken. Nehmt das beherzt in die Hand, denn oft ist euer Organismus gar nicht krank, sondern nur durstig, und ihr spürt es nicht einmal mehr. Viele von euch leiden an Wassermangel und merken erst im Alter, was sie sich ein Leben lang angetan haben, und manche merken es nicht einmal dann. So wie ihr eure Seele oft hungern lasst, lasst ihr euren Körper dürsten. Dabei wäre es so einfach, genug zu trinken und die Seele gleichsam bewusst in ihrem Element baden zu lassen. Und es wäre auch eine große, auf lange Sicht unbezahlbare Hilfe für euren ganzen Organismus mit all seinen Geweben und Organen.

Macht es euch einfach. Es geht nur um Wasser, ihr braucht nichts hinzuzufügen. Weniger ist auch hier mehr! Reines Wasser ist Balsam für Körper und Seele, Kaffee und Wein sind schon zu viel und können nicht mehr dasselbe geben. Ähnlich wie ihr für reine Lebensmittel sorgen solltet, braucht ihr noch lange davor genug reines Wasser.

Wenn ihr nämlich die Seele dursten lasst, wird sie irgendwann in Verwirrung geraten, wie ihr das bei vielen alten Menschen erlebt und dann immer noch nicht richtig deutet und behandelt. Statt Psychopharmaka bräuchten sie oft nur Wasser! Aber ihr seid so kompliziert! Macht es euch einfach! Das Leben ist viel einfacher, als ihr annehmt.

Fragt euch also, wenn ihr tief genug in die Reiche eurer Bilder, Farben und Träume versunken seid: Gönne ich meiner Seele und meinem Körper genug vom Seelenelement Wasser? Wenigstens zwei Liter am Tag? Oder neige ich dazu, komplizierte aufwändige Dinge zu mir zu nehmen, die meinem Körper nicht nützen und meiner Seele eher schaden? Fragt euch, wie diese Thematik anzupacken ist, um sie in den Griff zu bekommen.

Gerade Genussmittel wie Wein, Kaffee oder auch Desserts geben dem Leben Genuss, warum ist alles Schöne, Geschmackvolle, das Lust und Freude macht, verboten?

Wie könnte ich gegen Genuss sein, weiß ich doch, wie rasch ihr ungenießbar werdet, wenn euch der Lebensgenuss fehlt. Mit der Ungenießbarkeit beginnt oft sogar der Weg in die Krankheit.
Ihr habt doch selbst herausgefunden, dass die gesündesten Menschen dort wohnen, wo ihr sie zuletzt vermutet hättet, in ländlichen Gegenden des armen Südens, im Mittelmeerraum, wo bei aller Armut das Leben genossen wird. Wenn ihr nun in Wein und Olivenöl nach den gesunden Stoffen fahndet, werdet ihr natürlich irgendetwas finden, aber ihr macht euch auch ein wenig lächerlich, denn vor allem steckt der mediterrane Lebensgenuss dahinter. Dort wird der Feierabend gefeiert, während er bei euch nur das Tageselend, die Arbeit, beendet und zum Abendelend, dem Fernsehen, überleitet.
Also, ich gönne euch jedes bisschen Lebensgenuss und ich rate euch, wenn ihr im Urlaub den Süden stürmt, euch von den Einheimischen mit ihrer Lebensfreude anstecken zu lassen. Erschließt euch zusätzliche Quellen der Lebensfreude und genießt euren Wein und Espresso. Trinkt dann aber auch das entsprechende Lebensgefühl mit und einfach auch noch ein bisschen mehr reines Wasser, um die Wirkungen der Genussmittel auf den Körper auszugleichen.
Wie wäre es denn, wenn ihr über eure vertrauten Genussquellen hinausgehen und die bisherigen als Grundlage für die Suche nach weiteren und vielleicht sogar ungewohnten und neuen nutzen würdet? Geschmack ist im Übrigen gar nicht auf die Ebene des Einverleibens beschränkt und Schönheit erst recht nicht. Genießt auch eure Haut und reizt und erregt

sie entsprechend wie auch die Augen und die Ohren, lasst euch von Kunst und Kultur berühren und berauschen – nicht nur vom Wein.

Wenn ihr nun in die inneren Welten abtaucht und mit einem Lächeln in der Entspannung des Augenblickes landet, fragt euch, wie viel Genuss ihr bisher im Leben habt und wie ihr mehr finden könnt und vor allem wo, und dann geht dorthin und seid dafür offen.

Du hast uns Einfachheit auf dem Weg zu Dir empfohlen, aber Gesellschaft und Leben sind so kompliziert geworden. Gibt es noch Wege, dieser Falle zu entkommen?

Eure wissenschaftlichen Untersuchungen, die bei den über 100-Jährigen das Geheimnis des hohen Alters lüften wollten, waren erfolgreich, nur hat euch und eurer Industrie das Ergebnis nicht gepasst. Denn es waren fast lauter arme Menschen, die sich karg und einfach ernährten und ab und zu Essenspausen im Sinne des Fastens machten. Das aber sollt und wollt ihr nicht, denn daran ist nichts zu verdienen.

Dabei wäre Einfachheit bei all eurer Kompliziertheit eine große Wohltat für eure Seele – und nicht nur bei der Ernährung. Oft stecken leicht durchschaubare Spiele hinter eurer Kompliziertheit. Der Staat will euer Bestes oder was er und ihr dafür haltet, euer Geld. Seit den Zeiten des Zehnten ist er auf Grund eigener Verschwendung, die eure spiegelt, so begehrlich geworden, dass ihr ihm nicht mehr freiwillig geben wollt, was er fordert. Ihr sucht Spezialisten, die mit allen Mitteln Schlupfwinkel für euer Geld suchen. Der Staat bildet seinerseits Spezialisten aus, um eure Tricks zu entlarven. Das Ganze schaukelt sich auf und dazwischen klemmt ihr – überfordert von der Kompliziertheit der Gesetze – und unterschreibt blind Steuererklärungen, die zu verstehen ein Zweitstudium erfordern würde. Dabei fühlt ihr euch natürlich miserabel.

Ähnlich kompliziert gestaltet ihr euer Leben, wenn es um Partnerschaft und Familie, Beruf und sogar Urlaub geht. Versucht es doch einfach einmal mit dem Zauber der Einfachheit und entdeckt ihren Charme. Lasst weg, was ihr nicht braucht. Es ist so viel mehr, als ihr anfangs glaubt, und der kleine verbleibende Rest wird dadurch wieder wertvoll. Versucht es einmal mit dem Gefühl, das sich vor den schönsten Geschäften

und angesichts der größten Verlockungen einstellt, wenn ihr merkt, dass ihr das alles gar nicht braucht.
Für eure Gesundheit ist fast nichts nötig, ihr kommt ihr fastend und verzichtend näher als essend und konsumierend.

Fragt euch also, worauf ihr gut verzichten könntet und wie sich euer Leben vereinfachen ließe, und genießt anschließend – auf der Bilderebene – das einfache Ergebnis.

Liegt das Geheimnis auf dem Weg zu Dir im Verzicht? Denn zur Einfachheit kommen wir wohl nur über Verzicht?

Bewusster Verzicht ist jedenfalls eines der Geheimnisse. Meine Geheimnisse sind aber gar keine, denn ich verrate sie euch alle und gerne obendrein. Sie bleiben nur deshalb gleichsam geheim, weil ihr sie nicht anwendet, denn sie widersprechen dem Zeitgeist.

Bewusster Verzicht ist eine große Chance für die Gesundheit. Probiert es! Nach einer Zeit des Verzichts auf Essen – einer Fastenzeit also – werdet ihr das Essen mehr genießen und einfache Lebensmittel und minderwertige Fabriknahrung wieder am Geschmack unterscheiden. Nach einer Zeit des Verzichts auf Sprechen – einem Schweigeritual – werden euch Worte tiefer berühren und mehr sagen als vorher. Nach einer Zeit des Verzichts aufs Fernsehen werden innere Bilder wieder wertvoller und wichtiger.

Wie fast alle heiligen Schriften weiß auch eure, dass Geben seliger ist als Nehmen. Wer hat denn je gesagt, dass Kaufen und Einverleiben glücklicher machen als Verzichten und Verschenken? Nach dem Essen fühlen sich die meisten jedenfalls schlechter als vorher.

Es ist eine Frage der Einstellung: Alles, was ihr nicht kauft, braucht ihr auch nicht zu essen, nicht anzuprobieren, nicht zu tragen, alles, was ihr nicht habt, kann euch nicht genommen werden, ihr braucht es nicht zu verteidigen, es erregt keinen Neid und entfernt euch nicht von den Mitmenschen. Somit kommt ihr unbeschwert und unbelastet von Einkaufsbummeln zurück und könnt die Leichtigkeit des Seins genießen, weil euch nichts drückt.

Weniger ist oft so viel mehr! Versucht es einmal mit gesundem Verzicht und genießt, wenn ihr unabhängig und frei bleibt. Wer keine sinnlosen Bedürfnisse mehr entwickelt, wird allmählich bedürfnislos, und das fühlt sich an wie Glück und führt zu mir.

Lasst eure Augen zugehen und ein Lächeln von innen erscheinen – und lasst im Licht dieses Lächelns all das vor eurem inneren Auge auftauchen, was ihr eigentlich gar nicht braucht, und dann auch all das, was ihr gar nicht mehr braucht, und dann all jenes, was ihr nie wirklich gebraucht habt, und auch noch all das, worauf ihr in Zukunft eigentlich noch verzichten könntet, um euer Leben einfacher, gesünder und schöner zu gestalten.

Verzicht ist schön und gut. Wir brauchen aber doch nicht nur viel Wasser, sondern auch viel gute Nahrung. Kannst Du uns sagen, wie viel wir wovon brauchen?

Eure Ernährung ist wichtig, aber nicht so wichtig, wie ihr oft glaubt, und ihr braucht insgesamt viel weniger, als ihr denkt. Und vor allem hat bisher noch niemand über den Darm Erleuchtung gefunden, trotz vieler Versuche mit den ausgefallensten und verschrobensten Diäten. Wenn man den Diätaposteln glaubt, lässt sich so ziemlich alles über den Darm regeln. Die Wirklichkeit schaut dann aber auch bei ihnen ganz anders aus.

Lasst uns das Thema wegen der vielen Missverständnisse ganz bescheiden und einfach angehen. Zuerst einmal ist zu sehen, wie viel ihr wovon im Sinne einer artgerechten Ernährung braucht. Dass ihr euch als Menschen wie Menschen ernährt, kann eigentlich nicht zu viel verlangt sein. Aber schon da habt ihr heute Probleme. Vor 100 Jahren ging alles noch gut, Fleisch und Fett waren wertvoll und knapp, vom Getreide gab es mehr. Einmal in der Woche ein Sonntagsbraten war noch im Einklang mit eurer Art. Von Gebiss und Darm her seid ihr Allesfresser, wenn auch mit einer sehr starken vegetarischen Betonung. Vom körperlichen Standpunkt seid ihr den Pflanzen- viel näher als den Fleischfressern. Wenn sich heute die meisten wie Raubtiere ernähren und statt Mahlzeit Schlingzeit mit viel zu viel Fleisch halten, tun sie sich einen schlechten Dienst und fördern Krankheitsbilder wie Gicht und Rheuma. Auch auf den Überfluss an billigem Fett könntet ihr verzichten lernen und euch auf bescheidene Mengen guter Qualität beschränken. Eure wesentliche Energiequelle wäre wie eh und je das Getreide, das zwei Drittel eures Brennstoffes ausmachen müsste, während auf Eiweiß, den Baustoff des

Organismus, und Fett zusammen nur das fehlende Drittel entfiele. Bei ballaststoffreichem Obst, Salaten, Gemüse und vor allem Kohlenhydraten müsstet ihr also eher zulegen, bei Fett und Fleisch dafür Beschränkung üben, um mir essend näher zu kommen.[13]

Wenn ihr euch nun in die Entspannung begebt, fragt euch, wie es mit der Verteilung der Lebensstoffe bei euch steht. Wo ihr Fett und Fleisch einsparen und wo ihr euch mehr Kohlenhydrate genussvoll gönnen könntet. Und dann guten Appetit ...

Was hat es mit der Qualität der Nahrung auf sich? Wie wichtig ist sie für unsere Gesundheit?

Nach der Quantität, die ihr reduzieren könnt, solltet ihr euch natürlich auch der Qualität zuwenden und sie generell erhöhen. Euer Organismus, der das Ergebnis von Millionen Jahren Entwicklung ist, hat viele wertvolle Erfahrungen geerbt. Einige schlagen heute aber zu seinem und eurem Nachteil aus, weil ihr die Lebensbedingungen schneller verändert habt, als er sich anpassen konnte.

Er hat etwa gelernt, so lange Hunger zu empfinden, bis er alle Nährstoffe hat, die er braucht. Wenn ihr ihm heute Nahrungsmittel gebt, die nur noch die Hauptbestandteile gesunder Lebensmittel enthalten, aber nicht mehr genügend Lebensstoffe wie Vitamine und Mineralien, wird er sich bald nach dem Essen wieder mit Hunger melden und verkünden, dass ihm noch Wesentliches fehlt – all das nämlich, was ihr dem überforderten Boden nicht mit Kunstdünger zurückgeben könnt. Früher habt ihr der Erde Zeit gelassen, sich zu erholen und das Verbrauchte zurückzugewinnen, heute aber gebt ihr dem Boden so wenig Zeit wie euch selbst, und so fehlt ihm – genau wie euch – Regeneration.

Insofern müsstet ihr darauf achten, euch vollwertige Lebensmittel zu gönnen, die enthalten, was ihr braucht. Ihr habt auch keine Chance, die fehlenden Inhaltsstoffe später einzeln zuzuführen, oder wisst ihr etwa, wie viel euch wovon fehlt und wie die einzelnen Stoffe in Pillenform zusammenwirken? Wie verrückt, die Nahrung erst verkommen zu lassen, um Kosten zu sparen, und sie dann sündhaft teuer wieder zu ergänzen!

Einzig vollwertige Lebensmittel können euch heute noch satt machen. Auch sehr große Mengen minderwertiger Nahrung schaffen das nicht mehr, sie machen euch nur übergewichtig und träge. Ihr braucht insgesamt viel weniger, aber viel Besseres. Was ihr an der Quantität einsparen könnt, solltet ihr in die Qualität investieren. Und dabei würdet ihr noch ganz nebenbei zu Geschmack und Genuss zurückfinden.[14]

Lasst euch nun wieder auf die Ebene der Bilder sinken, um euch einzugestehen, welche Rolle Qualität und Quantität für euch spielen. Beginnt mit der Ernährung, geht aber weiter und schaut euch auch noch andere wichtige Ebenen eures Lebens an ...

Wenn wir uns wertvolle Lebens- statt billiger Nahrungsmittel leisten und die richtigen Mengen einhalten, haben wir dann auf dem Ernährungssektor alles getan, um Dir näher zu kommen?

Immer noch nicht, denn so, wie es keine zwei gleichen Eiskristalle und folglich auch keine gleichen Schneeflocken gibt, leben auch keine zwei gleichen Menschen auf dieser Erde. Wie sollte also für alle Menschen das Gleiche gesund sein? Hippokrates, der große Gesundheitslehrer, hat gesagt: »Eure Nahrung sei eure Medizin, eure Medizin sei eure Nahrung.« Darauf könnt ihr aufbauen, aber obendrein solltet ihr noch eurem ganz persönlichen Naturell entsprechend essen.
Wer leicht friert und wenig inneres Feuer hat, wer nicht einmal in der Hitze schwitzt und dafür schon bei leichter Kühle fröstelt, wer zu kalten Händen und Füßen neigt, seinen Kreislauf bei jeder Gelegenheit zu spüren bekommt und in seinem Wesen eher zurückhaltend ist, sollte sich über die Nahrung fehlendes Feuer holen und sich keinesfalls mit kühlenden Lebensmitteln wie Rohkost oder grünem Tee noch weiter abkühlen.
Wer dagegen mit rotem Kopf durchs Leben tobt und an allen Fronten kämpft, wer schnell und bei jeder Gelegenheit schwitzt und zu allem etwas zu sagen hat, der könnte über die Nahrung sein Mütchen kühlen und sich auf diese Weise innere Erfrischung schenken.
Die meisten Menschen finden sich irgendwo in der Mitte zwischen den Extremen, alle aber könnten davon profitieren, sich dem eigenen Typus entsprechend zu ernähren.
Mit der Zeit werdet ihr uralte Regeln wieder verstehen lernen. Alles wächst in der Natur dort, wo die Menschen und Tiere es brauchen. Kühlende Zitrusfrüchte, Melonen und Mangos ge-

deihen im heißen Süden, wo die Menschen Kühle brauchen, der wärmende Hafer dagegen im Norden.[15] Alles wäre so einfach, aber ihr liebt die Kompliziertheit, den Aufwand und das, was ihr Luxus nennt.

Lasst euch also wieder in die Seelenbilderwelten gleiten und findet eure eigene Art, euren besonderen und einzigartigen Typus heraus und die Art und Weise, wie dieser einzigartige Mensch, ihr selbst, sich ernähren sollte.

Gibt es auch eine spirituelle Komponente des Essens, wie so viele Gurus lehren?

Für die meisten von euch wäre es wichtiger, zunächst die seelische Ebene hinter dem Essen zu entdecken. Denn ihr esst ja schon längst nicht mehr allein wegen der Energie der Nahrung. Hinter eurem Essen steckt viel mehr, sonst würden nicht so viele so dick und andere so dünn werden. Ihr verschafft euch über Essen Belohnung oder Ersatz für Sinnlichkeit und Liebe, ein dickes Fell gegen äußere Angriffe oder einen Abwehrpanzer gegen sexuelle Belästigungen, und sehr viele Jugendliche verweigern über das Essen das eigentliche Leben. All das hat viel mit der Bedürftigkeit der Seelen, aber wenig mit dem ursprünglichen Sinn des Essens zu tun.

In solchen Situationen, wenn ihr bereits an eurem Essen oder dem sich daraus ergebenden Über- oder Untergewicht leidet, wäre es gut, ihr würdet die dahinter stehenden Themen herausfinden und die Probleme auf der zugehörigen seelischen Ebene klären.

Es gibt weitere wichtige Ebenen hinter dem Essen. So, wie alles andere in dieser Schöpfung neben Form und Gestalt immer auch Sinn und Bedeutung hat, verhält es sich auch bei euren Speisen. Über das Essen könnt ihr herausfinden, wer ihr seid.

Aber es gibt natürlich auch spirituelle Aspekte beim Essen – sogar sehr einfache. Fragt euch, mit wie viel Ehrfurcht ihr eurer Nahrung begegnet – und nicht nur, wenn ihr Tiere esst. Macht ein Ritual vor jedem Essen – wascht euch die Hände davor in Unschuld, denn ihr wascht sie ja sowieso, sprecht davor Dankgebete, wenn ihr noch könnt.

Hindus üben Bhoga, was »Welt essen« bedeutet, und wissen, dass sie die selbst gesäten Karmafrüchte verzehren müssen.

Essend verraten wir, wie wir die Welt zu uns nehmen und sie uns einverleiben, so, wie wir verdauend zeigen, wie uns das Leben bekommt.[16]

Wenn ihr euch nun in die inneren Welten sinken lasst, fragt euch, wo der erste Gedanke Wahrheit, nämlich eure Wahrheit vermittelt: Was bedeutet mir Essen und was sagen welche Lieblingsspeisen über mich aus, was meine Aversionen? Fragt euch aber auch, wie viel Achtsamkeit ihr beim Essen habt und wie viel Ehrfurcht vor dem, was ihr esst.

Wie wichtig ist neben der Ernährung die Bewegung, um ein möglichst gesundes Leben zu führen?

Hippokrates sprach von verschiedenen Säulen der Gesundheit und nannte neben der Ernährungssäule auch die der Entspannung und Bewegung. Bei Letzterer geht es euch wie bei der Ernährung. Mit dem rasanten Tempo der Veränderung eurer Lebensgewohnheiten kann der Körper oft nicht Schritt halten. Wenn ihr weiter esst wie eure bäuerlichen Vorfahren, aber den ganzen Tag sitzt und jeden Weg im Auto zurücklegt, werdet ihr nicht nur dick, sondern auch träge, die Muskeln werden unterfordert und erschlaffen.

Das gilt auch besonders für euer Herz. Es wird schnell zum zentralen Problem. Wenn ihr das Herz nicht mehr übt, wird es schwach und unbelastbar, der Kreislauf bricht dann schon bei geringen Belastungen zusammen. Deshalb wäre es gut, trotz aller technischen Hilfen nicht träge und faul zu werden, sondern sich jeden Tag noch wenigstens so viel zu bewegen, dass das Herz gefordert bleibt. Ihr erkennt das richtige Maß daran, dass euer Atem bei der Bewegung zunimmt, bis ihr gerade noch genügend Luft durch die Nase bekommt, oder daran, dass ihr beim Laufen noch reden könnt. Euer Herz braucht ihr ein Leben lang. Wenn ihr ihm von euren täglichen 24 Stunden eine halbe schenkt, könnte euer Leben länger und lebendiger werden. Denn wichtiger noch, als dem Leben Stunden hinzuzufügen, wäre es, Leben in die Stunden zu bringen. Ob ihr dazu lauft oder schwimmt, Rad fahrt, rudert oder tanzt, ist gleichgültig – wichtig aber ist, nichts zu übertreiben, sondern auch hier die eigene Mitte zu finden, die ihr gut am Atem messen könnt. Weniger ist auch hier meist mehr – aber nichts ist zu wenig!

Fragt euch in tiefer Entspannung, wie es mit der Bewegung in eurem Leben steht, der konkreten und der im übertragenen Sinn. Fordert ihr euer Herz noch heraus und fördert es oder kommt es nur noch selten zum Zuge und muss sich kaum mehr anstrengen? Lasst ihr euer Herz im übertragenen Sinn weiter werden – und auch im konkreten durch das entsprechende Training? Gebt ihr euren Muskeln nach der Anspannung des Trainings auch noch die Regeneration entspannender Dehnungsübungen?[17]

Sag uns bitte auch noch etwas zur Säule der Entspannung auf dem Weg zu Dir.

Die Säule der Entspannung begleitet uns in der jeweiligen Schlussübung schon von Anfang an auf unserem Weg, was euch zeigen mag, wie wichtig sie ist – besonders in den hektischen Zeiten, die ihr euch heute schafft.
Alle Aktivität braucht zum Ausgleich Ruhe. Deshalb gibt es neben der aktiv strahlenden Sonne den passiv reflektierenden Mond, neben dem Tag die Nacht und als Ausgleich zu Frauen Männer. Den meisten eurer Aktionen fehlt jedoch die Ruhe.
So, wie ihr in der Ruhe der Nacht als Gegenpol die Aktivität der Träume habt, solltet ihr in die Hektik des Tages die Ruhe eines Mittagsschlafes oder einer Meditation einfügen. Das könnte euch die zweite Hälfte eures Tages retten! Denn nur eine Ruhephase in der Tagesmitte kann eure Leistungsfähigkeit für den Nachmittag erhalten.
Bedenkt auch, dass euer Leben mit dem Wecker – einem schrecklichen Instrument aus Regenerationssicht – dazu führt, dass ihr die Zeit der Erholung täglich zu früh beendet. Auf die Dauer bekommt ihr so nicht nur einen erheblichen Schlaf- und Erholungsmangel, sondern ihr fördert auch eine Fülle von Symptomen. Denn wo ihr an der Regeneration spart, werden sich die Schwachpunkte eures Organismus melden – das ist nur eine Frage der Zeit.
Es gibt viele Arten der Entspannung: neben dem Schlaf die Meditation, und hier wiederum die einfachen geführten Meditationen im Sinne der »Reisen nach innen«[18], wie ich sie euch jeweils zum Schluss empfehle, aber auch die Zen-Meditation, wo ihr nur euren Atem beobachtet. Selbst beim Dehnen nach dem Muskeltraining könntet ihr noch wunderbar entspannen, denn erst dadurch wird euer Training vollständig und gesund.

Nehmt euch Zeit für eine ausgiebige Meditation über die Rolle der Erholung in eurem Leben und fragt euch in tiefer Entspannung: Sind meine Urlaube wirklich erholsam oder eher hektisch? Wann komme ich wirklich zur Ruhe und wann und wie hole ich den Schlaf nach, den ich mir täglich am Morgen stehle?

Welche Rolle spielt die Umwelt für uns, wenn wir uns Dir nähern wollen? Entspricht ihr auch eine Säule, auf der wir unsere Gesundheit gründen können?

Neben der »bewussten Lebenseinstellung«, die Hippokrates zur wichtigsten Säule erklärte und der wir schon breiten Raum gewidmet haben, kannte er bereits zu seiner Zeit als fünfte Säule die »Bewusstheit für die Umwelt«.
Natürlich könnt ihr sagen, dass ihr hier machtlos gegen die Auswirkungen von Verkehr und Industrie seid, aber bedenkt, dass ihr alle dafür Verantwortung tragt. Denn in eurem Namen geschieht, was geschieht, in wessen Namen sonst? Die Politiker, die das anzetteln, habt ihr gewählt! Und habt ihr nicht euren Anteil an Verkehr und Industrie?
Aber lasst uns lieber eure kleine Umwelt anschauen, in der es in der Regel kaum besser ausschaut als in der großen. Fragt euch, welche Materialien eure zweite Haut ausmachen. Ist das, was ihr direkt auf eurer Haut tragt, es wert, euch so nahe zu kommen? Schaut euch an, aus welchem Stoff eure Matratze und eure Zudecke sind. Und euer Bett, das mit weitem Abstand wichtigste Möbel. Was habt ihr dafür aufgewendet – im Vergleich zu eurer Sitzgarnitur und eurem Auto? Und wo steht euer Bett? Am besten Platz im ruhigsten, luftigsten und gesündesten Zimmer eurer Wohnung? Wenn nicht, steht es falsch!
Und in welchem Wellensalat badet ihr euch? Schlaft ihr allabendlich vor einem strahlenden Fernseher ein, habt ihr einen Radiowecker neben eurem Kopf oder stellt ihr sogar Strahlungsquellen direkt neben das Köpfchen eures Kindes – und das auch noch unter dem Gesichtspunkt der Sicherheit? Hängt ihr ständig am Handy oder hängt das Handy an eurem Gürtel und verbreitet Unfruchtbarkeit? Könnt ihr euch inzwi-

schen nicht denken, dass die konkrete Unfruchtbarkeit einer im übertragenen Sinne entspricht? Weniger von allem wäre auch hier mehr!

Lasst einmal in der Entspannung vor eurem inneren Auge das Feld eures Lebens auftauchen und fragt euch, was ihr für euch und eure direkte Umwelt ändern könnt.

Welche Rolle spielt der Atem, dem im Osten so viel Bedeutung beigemessen wird, für unsere Gesundheit?

Euer Atem ist wie eine Brücke zwischen Körper und Seele – er verbindet euch mit dem Atem Gottes, aber auch mit dem der Menschen, Tiere und Pflanzen. Ihr atmet nicht nur dieselbe Luft mit euren Mitmenschen, sondern kommuniziert auch über den Atemstrom mit ihnen, ist doch eure Sprache nichts anderes als die Modulation des Ausatemstromes. Und ihr atmet in einem großen Kreis mit allen Wesen. Wie die Tiere verbraucht ihr beim Einatmen jenen Sauerstoff, den euch die Pflanzen schenken, so, wie ihr ihnen im Gegenzug über euren Ausatem Kohlendioxid liefert. Atmend seid ihr in jedem Moment mit der Schöpfung verbunden.
Es sind eure Lungenflügel, über deren Rhythmus ihr diese vielen Verbindungen schafft. Tatsächlich habt ihr Flügel wie die Engel, nur eben innere. Über den Atem könnt ihr Befreiung finden, und verbunden atmend[19] lässt sich die Welt der Seele erobern und die Ekstase eurer Bestimmung erleben.
Im Osten sagt man zu Recht, die Schicksalsgöttinnen teilten zu Beginn des Lebens die Zahl der Atemzüge zu und bestimmten damit die Länge des Lebens. Ihr habt dann immer noch die Wahl, ob ihr euch Zeit lassen und von langen Atemzügen ruhig und kraftvoll durchs Leben tragen lassen wollt oder ob ihr lieber kurz und schnell hindurchhechelt.
Ich rate euch, einen langen Atem zu entwickeln und euch auf seinen Flügeln durchs Leben tragen zu lassen, um es solcherart zu gewinnen. Dabei wisst ihr all das längst, nur kümmert es euch so wenig. Aber eure Sprache verrät euch, denn sagt ihr nicht, jemand habe den längeren Atem gehabt, wenn er gewonnen hat?

Vertraut euch also eurem Ausatem an und lasst euch auf seinen Schwingen so tief in die Entspannung tragen, dass ihr erkennen könnt, welche Rolle der bewusste Atem bisher in eurem Leben spielt, und fragt euch weiter, wie ihr mehr aus eurem Atem und über ihn aus eurem Leben machen könnt.

Bitte sprich auch noch von der Wichtigkeit des Schlafes für unsere Gesundheit.

Euer Schlaf ist ein großes Geschenk, das ihr oft erst zu schätzen wisst, wenn ihr es nicht mehr wie selbstverständlich bekommt. Gesunder Schlaf ist lebenswichtig, denn über die Träume könnt ihr eure Tage verarbeiten, über große Träume eurem Leben Sinn geben.
Wer seine Träume verliert, ist um vieles ärmer. Zum Glück träumt ihr aber alle – auch wenn ihr es oft nicht mehr erinnert –, sonst würdet ihr dem Wahnsinn verfallen und mit offenen Augen Bilder sehen, die sonst niemand sieht. Wer – wie viele – den bewussten Kontakt zu seinen Traumbildern verloren hat, kann ihn über die Reisen nach innen, die ihr jetzt oft unternehmt, zurückgewinnen.
Eine wunderbare Möglichkeit ist auch, sich nachts wiegen zu lassen, wie am Anfang des Lebens im Mutterleib. Wiegebetten, wie es sie für Kinder gibt, könnten allmählich auch die Schlafzimmer Erwachsener erobern und diese über die eigenen Schwingungen des Atems, die sich aufs Bett übertragen, ins Land des Träumens führen. Wer im sanften getragenen Rhythmus seiner Eigenschwingung schläft, kann noch ganz anders regenerieren und, während sich der Körper entspannt, Geist und Seele freilassen.[20]
Wichtig für guten Schlaf ist natürlich auch seine Anbahnung. Wer vor laufendem Fernsehgerät einschläft, hätte eine einfache und kostenlose Möglichkeit, seine Schlafqualität drastisch zu verbessern: Er bräuchte nur den Fernseher aus dem Schlafzimmer zu verbannen. Wer dagegen nach einem schönen Abend, einem echten Feierabend, sein gemütliches Bett aufsucht, kann sich auf regenerierende Stunden sowie lösende und manchmal sogar erhebende Traumbilder freuen.

Wenn ihr heute Abend in die Federn sinkt – lasst die Augen zu einer Meditation zufallen und erlaubt dem Tag, in seinen wichtigen Momenten und Bildern nochmals Revue zu passieren. Wer auf diese Weise rückwärts durch den Tag geht, kommt irgendwann zum Morgen und dann sogar zu den letzten Traumbildern der vorigen Nacht – so könnt ihr gleich wieder einsteigen in die Traumreiche und weiterträumen – am besten an eurem Lebenstraum.

Welche Rolle spielen Fehler, die immer wieder passieren, in Bezug auf unsere Chancen, wirklich andauernde Gesundheit zu erhalten?

Natürlich gibt es die verschiedensten Arten von Fehlern. Aber grundsätzlich sind Fehler gute Zeichen, sprechen sie doch davon, dass ihr lebt und versucht, euren Weg zu finden. Mutige Menschen, die das Leben wagen und offensiv angehen, machen dabei auch Fehler, allerdings nur neue Fehler, denn aus den alten haben sie gelernt. Nur die Dummen, die im Leben wenig bis nichts lernen, machen immer wieder dieselben Fehler. Die Feigen schließlich, die das Leben verweigern, machen gar keine Fehler – entziehen sich aber auch jeder Entwicklung. Sie sind am meisten zu bedauern.

Es ist viel besser, eigene Fehler zu machen, als fremde Tugenden zu leben. Denn Fehler zeigen, was euch noch fehlt. Integriert sie in euer Leben! Es gehört viel Mut dazu, Entscheidungen zu fällen, Verantwortung zu übernehmen und Fehler zu machen.

Nehmt euch eure Fehler also keinesfalls übel, im Gegenteil, umarmt eure Schwächen wie eine Mutter ihr weinendes Kind, dann hat die Wandlung in Stärken schon begonnen. In diesen fernöstlichen Gedanken liegt die Kraft, aus Fehlern zu lernen und an ihnen zu wachsen. Allem aber, was euch wachsen lässt, gebührt eure Dankbarkeit.

Also macht Fehler, aber macht sie nicht immer wieder aufs Neue, macht lieber immer von neuem neue Fehler und lernt daraus. So entwickelt ihr euch weiter zu mir.

Lasst euch nun wieder in die sanften Welten der Seelenbilderebene gleiten, folgt dabei einem Lächeln, das sich mit dem Schließen der äußeren Augen über euer Gesicht ausbreitet und euch bald unter die Haut und bis auf die Knochen geht – und wenn ihr tief genug gesunken seid, um tiefe Antworten zu bekommen, schaut euch eure wichtigsten Fehler an und was ihr daraus lernen konntet. Und achtet dabei besonders auf diejenigen Fehler, die ihr öfter gemacht habt. Widmet euch anschließend den Enttäuschungen und spürt die Freude auf neue Fehler und damit die Chance, Schwächen in Stärken zu wandeln.

Welche Rolle spielt Lernen, wenn wir Dich, die Gesundheit, im Auge haben?

Ihr könnt freiwillig und unfreiwillig lernen, ihr könnt aus Fehlern lernen und durch das Spielen mit all euren Möglichkeiten auf der inneren Bilderebene.

Offensichtlich gibt es Fehler, die könnt ihr in jedem Leben nur einmal machen, weil sie das Leben kosten. Solche Fehler meidet ihr am besten, indem ihr eure Phantasie benutzt. Mut kann manchmal auch ein Mangel an Phantasie sein!

Wichtig ist folgende Selbstverständlichkeit: Was immer ihr nicht gelernt habt, bleibt ungelernt. Der Nichtschwimmer bleibt Nichtschwimmer, bis er schwimmen lernt.

Also schwimmt im Meer des Lebens wie die Fische und erforscht das gesamte Meer. Seid ohne Angst und macht eure eigenen Fehler – es ist das Beste, was euch passieren kann, wenn ihr aus ihnen lernt!

Das Leben ist eine Kette von Lernaufforderungen – tatsächlich endet das Lernen erst mit der großen Befreiung, dem Erreichen von Vollkommenheit. In der Schule musstet ihr lernen und habt euch vielleicht damit getröstet, dass sie bald enden würde. Aber es wurde nicht besser, das Lernen ging weiter, bis ihr einen Abschluss hattet. Danach habt ihr vielleicht gehofft, dass es nun im Beruf besser werden würde und das Lernen ein Ende fände. Dort, wo dies geschieht, endet mit dem Lernen auch das Wachstum und das Leben wird – gemessen an seinem Ziel – sinnlos. Das Leben ist eine Schule und wer in der Schule nicht lernt, hat eigentlich nichts darin verloren.

Nutzt nun die schon so gut vertraute Bilderebene und schaut euch an, was ihr bereits alles lernen konntet und was noch aussteht. Was ist es, das euch fasziniert, das ihr gerne noch lernen würdet oder unbedingt noch lernen müsstet: Lasst es vor dem inneren Auge auftauchen und zugleich die Art und Weise, wie ihr das Thema lernend meistern könnt.

Können uns Enttäuschungen krank machen und von Dir entfernen?

Wenn ihr Enttäuschungen in des Wortes ursprünglichem Sinn versteht, sind sie das Ende von Täuschungen. Darum geht es aber gerade im Leben: all die Täuschungen zu durchschauen und zu beenden.

Die indische Philosophie nennt eure ganze Welt Maja, das Reich der Täuschungen. Die Rishis oder weisen Seher erkannten schon sehr früh, dass Zeit und Raum Täuschungen darstellen. Die Aufgabe der Menschen besteht, nach ihren Erfahrungen, darin, diese Täuschungen zu durchschauen. Im alten Ägypten kleidete man dieselbe Erkenntnis in das Bild vom Schleier der Isis, den die Suchenden zu lüften hatten, um hinter die Oberfläche zu schauen. Wer den Schleier lüftete, konnte tiefer in die Wirklichkeit blicken, in das Reich jenseits von Raum und Zeit.

So wäre es gut, wenn sich eine Enttäuschung an die andere reihte, bis alle Täuschungen beendet und die letzte Freiheit gewonnen wäre.

Was wäre denn die Alternative dazu? Wollt ihr auf dem Totenbett landen, ohne je eine Enttäuschung durchlitten zu haben? Dann wäret ihr völlig im Wahn verfangen geblieben und das Leben wäre umsonst gewesen.

Seid also nicht enttäuscht über eure Enttäuschungen beziehungsweise feiert jede als das Ende einer Täuschung und als Chance, in der Wirklichkeit zu erwachen. Es ist die Welt der Täuschungen und des Wahns, die es auf dem Weg zur Vollkommenheit zu überwinden gilt.

Lasst euch in das Reich eurer Bilder fallen und erlaubt all euren Enttäuschungen, noch einmal aufzutauchen: Mit dem Abstand der Zeit wird es euch leicht fallen, zu erkennen, wie jede eine Täuschung beendet hat und was ihr daraus lernen konntet. Und dann spürt ihr vielleicht auch schon, wie die Offenheit für etwaige künftige Enttäuschungen euch freier macht, besonders angstfreier.

Sprich uns von der Rolle der Entscheidungen und Motivation in Bezug auf Gesundheit.

Entscheidung bedeutet wörtlich, das Schwert aus der Scheide zu ziehen, es zu entscheiden, um dann losschlagen zu können. Ohne Entscheidungen würde niemals etwas in eurem Leben weitergehen, alles würde stagnieren und im Stillstand verkommen. Also braucht ihr Entscheidungen wie die Luft zum Atmen. Vielleicht habt ihr entschieden, den Weg zu mir zu gehen. Von allein und ohne diese Entscheidung geht jedenfalls nichts weiter!

Es fehlt euch aber oft nicht nur an der Entscheidungskraft, sondern auch schon an der Motivation. Das Motiv ist ein Bild. Wem es an Motiven mangelt, dem fehlen die Bilder, wem es an Motivation mangelt, dem fehlt die Bebilderung des Weges. Insofern habt ihr hier einen weiteren Anhaltspunkt für die Wichtigkeit und Bedeutung eurer inneren Bilder, denn um welche sonst könnte es hier gehen?

Solange ihr also noch Bilder von mir, Vorstellungen von Gesundheit habt, ist immer Hoffnung vorhanden. Lasst euch mit den Bildern nicht die Hoffnung nehmen, sondern pflegt eure Bilder im Garten eurer Phantasie, kultiviert Bilder eurer Gesundheit und erfreut euch an ihnen. Solche Bilder werden euch motivieren und euch die Kraft zu mutigen Entscheidungen schenken. Und die bringen euch mir näher.

Lasst also wieder die Vorhänge eurer Augenlider herunter und gleitet in die innere Seelenbilderwelt, die direkt hinter euren geschlossenen Lidern beginnt. Erlaubt der Entspannung, mit den vertrauten Tönen und Düften von euch Besitz zu ergreifen und euch mitzunehmen in ihr Reich, das Land der Bilder und Farben, der Schwingungen und Träume, das Land, in dem alle Motivation entsteht und die Entscheidungen vorreifen, bevor ihr sie draußen in der äußeren Welt umsetzen könnt, und fragt euch: Wie groß ist meine Motivation, Gesundheit zu kultivieren, wie stark sind meine Bilder der Gesundheit? Lasst dann ein Bild von euch selbst auftauchen, so gesund, wie ihr euch erträumt, und malt euch dieses Bild immer deutlicher und klarer aus. Und nutzt die Chance, all eure Entscheidungen auf dieser Ebene an der Wirklichkeit zu messen!

Sprich uns von der Zeit, die uns immer wieder so sehr fehlt und deren Mangel so viele gute Ansätze zunichte macht, weshalb wir oft daran erkranken.

Zeit ist nicht euer Problem, sondern eure Illusion. Wenn ihr an der Zeit krankt, dann krankt ihr an einer Illusion. Und da es immer nur Zeit ist, die euch von allem trennt, ist sie die schwerwiegendste Illusion.

Zeit in ihrem Wesen zu durchschauen ist der Weg der Entwicklung schlechthin. Pirscht euch langsam und achtsam an die Erkenntnis heran, dass es die Zeit, so, wie ihr sie selbstverständlich annehmt, gar nicht gibt. Erkennt zuerst, dass sie immer relativ ist. Diese Erfahrung habt ihr bereits, denn vergehen nicht Wochenenden und Urlaubszeiten viel rascher als solche der Arbeit? Der Unterschied zwischen Sonntag und Montag kann die Qualität der Zeit enthüllen, ihre Quantität könnt ihr dagegen allmählich vergessen.

Erkennt, dass die wirklichste Zeit, die ihr erleben könnt, die des Augenblicks ist. Die Vergangenheit ist schon vorbei, die Zukunft nur ein Traum. Wirkliches Leben gibt es nur jetzt in diesem Augenblick.

Aber hütet euch vor dem Versuch, Augenblicke zu sammeln oder gar zu horten, zu bewahren oder zu dehnen. Wer zauberhafte Momente der Fülle auszudehnen versucht, erntet nur Stunden der Leere und Langeweile. Öffnet euch stattdessen für den gegenwärtigen Augenblick.

Solange ihr aber noch an sie glauben müsst, fangt an, mit der Zeit zu spielen und euer Leben mit Geschenken der Zeit zu bereichern. Lernt die Langsamkeit schätzen – im Sinne der Erkenntnis: Wer es eilig hat, sollte langsam gehen. Und ihr habt es doch sicher eilig auf dem Weg zu mir, sonst wäret ihr mir nicht bis hierher gefolgt.

Nach vielen Ausflügen in die innere Welt der Bilder könnt ihr nun einmal zu einer anderen Form der Meditation wechseln. Gebt euch kein Thema vor, sondern versucht, in der Entspannung die Leere des Augenblicks zu erspüren und mit ihr zu bleiben ...

Für uns ist Zeit Geld, und müssen wir nicht arbeiten und Geld verdienen, um zu leben? So vergeht uns die Zeit mit Arbeit und fehlt uns dann zum Leben und für die Maßnahmen, die uns Dir näher bringen könnten.

So mag es euch erscheinen, aber die Wirklichkeit ist anders. Macht euch bewusst, dass die Gleichung Zeit = Geld, um die herum ihr eure Gesellschaft und euer Leben organisiert habt, immer falsch war und es auch bleiben wird. Jede stimmige Gleichung zeichnet sich dadurch aus, dass sie sich umkehren lässt. Wenn Zeit Geld wäre, müsste Geld auch Zeit sein. Da aber liegt der Denkfehler. Denn noch nie hat sich einer, und wenn er sich noch so viel Geld erschuftet hat, am Ende des Lebens dafür Zeit kaufen können. Der Versuch, für viel Geld einer Diagnose zu entgehen, die die Lebenszeit drastisch einschränkt, endet immer in einer ebenso späten wie bitteren Enttäuschung.

Je früher ihr mit der Illusion, dass Zeit Geld sei, aufräumt, desto mehr Zeit bleibt euch. Ihr braucht sie dann nicht in Geld anzulegen, das ihr nachher nicht zurückwechseln könnt. Wer würde sein Geld schon in Gold anlegen, wenn er es nicht irgendwann zurücktauschen könnte. Da aber niemand – auch nicht der beste Mediziner der Welt – für Geld Lebenszeit auszahlen kann, braucht ihr auch nicht so viel Zeit in Geld anzulegen. Das ist eine sichere Fehlinvestition, die sich nicht auszahlt.

Überlegt euch also, wie ihr Zeit besser anlegen könnt, sodass euer Leben an dieser Investition wachsen und gedeihen kann und eure Entwicklung Fortschritte macht, die ihr genießen könnt und die euch dem großen Ziel näher bringen – und damit auch mir. Wenn ihr alle Zeit dem Geldverdienen opfert, dann bleibt euch nicht einmal die Zeit, die Illusion der Zeit zu durchschauen, weil ihr fortwährend in diese Illusion investiert. Wenn es aber gar keine Zeit gibt, habt ihr plötzlich alle Zeit, ihr braucht sie euch nur zu nehmen.

Lasst euch auf diesen Moment ein, auch wenn er schwer zu fassen ist, und fragt euch, wie viel Zeit ihr bereits in Geld investiert habt. Folgt einmal dem Gedanken, sie zurückzutauschen. Meist, solange es noch nicht so ernst ums Leben steht, ist das noch möglich.

Wie sollen wir Vorbeugung bewältigen, wenn nicht einmal die Medizin das kann?

Ihr habt leider Recht, die moderne Medizin hat die Vorbeugung fast vergessen. Sie setzt stattdessen auf Früherkennung. Natürlich ist es auch wichtig, Probleme rechtzeitig zu erkennen, solange man noch leichter daran arbeiten und sie lösen kann. Aber mit echter Vorbeugung hat das nichts zu tun. Und die moderne Medizin tut es auch nur, weil sie sich der Möglichkeiten beraubt hat, echte Vorbeugung überhaupt zu verstehen.

Um wirklich vorzubeugen, müsstet ihr das Wesen eines Krankheitsbildes oder Symptoms erkennen und dann die darin verborgene Aufgabe auf anderer, weniger unangenehmer Ebene angehen und lösen. Wenn jemand zu viel isst und dick wird, gibt es Gründe dafür, die er allerdings in der Regel nicht bewusst kennt. Sobald er sie herausfindet, kann er einen anderen Weg finden, sie zu lösen. Isst er etwa als Ersatz für entgangene Belohnung, müsste er eine andere Form finden, sich zu belohnen, wie zum Beispiel schön statt viel zu essen. Isst er dagegen, um Liebeskummer zu vergessen, würde der daraus resultierende Kummerspeck am ehesten einer neuen Liebe weichen. Wer sich essend ein dickes Fell zugelegt hat, wird sich andere Waffen wie etwa verbale Schlagfertigkeit zulegen müssen, wenn er den Schutzwall wieder einschmelzen will.[21]

Wer das tiefere Thema hinter seinem Problem erkennt und es auf eine für ihn stimmigere Ebene verschiebt, auf der er besser damit umgehen kann, macht die beste Therapie. Wenn er das auf ihn zukommende Thema rechtzeitig durchschaut, sodass es erst gar nicht zum Problem wird, geschieht echte Vorbeugung.

Der Schlüssel dazu liegt in den Grundmustern der Schöpfung, die heute noch als Archetypen bekannt sind und früher als Urprinzipien das Leben der Gemeinschaft bestimmten. Sie zu kennen kann euch in allen Bereichen des Lebens und also auch in der Medizin sehr voranbringen.

Fragt euch also auf einer weiteren Reise nach innen, was das Wesen eurer Probleme ist, lasst dabei die Probleme selbst zu euch sprechen im jeweils ersten aufsteigenden Gedanken – ähnlich wie den Inneren Arzt oder mich.

Verrate uns bitte, wie Urmuster und -prinzipien die Welt bestimmen und wie sie uns auf dem Weg zu Dir nützen können.

Urprinzipien[22] bestimmen nichts, sie sind Ausdruck der großen Ordnung hinter allem – man könnte sie auch Buchstaben des Kosmos nennen. Als Teil einer nicht auf Ursachen beruhenden Sicht der Welt waren sie früher die Basis des Lebens und wurden in die Gestalt von Götterbildern gekleidet. Als solchen hat man ihnen (Zeit) geopfert und sie verehrt. Aus dem Blickwinkel der Synchronizität oder Gleichzeitigkeit hängen die Dinge und Wesen nicht kausal zusammen. Dieses Weltbild kennt viele Ebenen der Wirklichkeit, die parallel existieren und einander spiegeln statt bestimmen. Über die eine kann man die andere erreichen und sogar beeinflussen. Trotzdem verursachen sie sich nicht gegenseitig, wenn es auch für euch so aussehen mag, weil ihr so sehr gewohnt seid, ursächlich zu denken.

In der Medizin könnt ihr das Wirken der Urprinzipien leicht erkennen. Wenn der Raucher, nachdem er sein Laster schweren Herzens aufgegeben hat, verstärkt zu futtern beginnt und übergewichtig wird, hat er ein orales Thema. Er tauscht ein Laster, sein Rauchen, gegen ein anderes, nämlich Essen, ein. Das passiert häufig, da beide dem gleichen Prinzip angehören. Auch Daumenlutschen und Küssen gehören zu diesem Prinzip und wären noch die besseren Alternativen.

Neben diesem so genannten Venusprinzip gibt es noch neun andere, die alle zusammen eine Ebene der Wirklichkeit ausmachen, die synchron zu den anderen existiert. Auf ihr lassen sich Probleme viel leichter durchschauen. Mit ihrer Hilfe könnt ihr euch das ganze Leben erleichtern, ihr müsst euch dann allerdings diesem anderen Weltbild des analogen Denkens öffnen. Der Wirklichkeit ist es dabei egal, ob ihr sie durchschaut, sie wirkt einfach und erträgt eure Missverständnisse mit stoischer Gelassenheit und großer Würde.

Nehmt diesen Augenblick, um in tiefer Entspannung all den eigenartigen Synchronizitäten nachzuspüren, die ihr im Laufe eures Lebens bestimmt schon erlebt habt – diesen sonderbaren Zufällen und Zusammenfällen von Ereignissen und Dingen, die offenbar zusammengehören, wenn auch nicht logisch, sondern eben analogisch.

Welches Urprinzip ist auf dem Weg zu Dir, zur Gesundheit, am wichtigsten?

Das Prinzip der Reduktion und Beschränkung auf das Wesentliche ist nach dem alten Gott Saturn benannt. Für die Gesundheit ist es von großer Wichtigkeit und uns schon in Einfachheit und Verzicht begegnet. Es spielt die zentrale Rolle beim Fasten und allen Reduktionsdiäten. In der Bescheidenheit schwingt es ebenso mit wie bei der Sparsamkeit, in unerlöster Form auch im Geiz und natürlich im Tod, der alles Überflüssige einfordert in Gestalt des Sensenmannes oder Hüters der Schwelle. Krankheit gehört ganz allgemein hierher, da sie oft reduziert und beschränkt, demütigt und im Idealfall demütig macht.

So läge es nahe, freiwillig in die Demut zu gehen, da man sich damit die Demütigung durch die Krankheit ersparen könnte. Jedes Urprinzip hat erlöste und unerlöste Seiten. Wer sich zum Beispiel regelmäßig und freiwillig, demütig, bescheiden und nur mit dem Nötigsten versehen in die Einsamkeit klösterlicher Umgebung zurückzieht, dabei fastet, schweigt und meditiert, hat gute Chancen, dem Saturnprinzip so ausreichend gerecht zu werden, dass ihm Krankheitsbilder und Symptome weitgehend erspart bleiben.

Ansonsten gehören noch alle chronischen und damit besonders lästigen Krankheitsbilder hierher, auch jene, die mit Steinbildungen einhergehen wie etwa Nieren- und Gallensteine, aber auch die Verkalkung der Gefäße.

Es gibt also viele gute Gründe, sich auf der Suche nach Gesundheit mit diesem Archetyp auszusöhnen, um lieber seine erlösten Seiten kennen zu lernen, die in der Klarheit liegen und in der Disziplin, in Gehorsam und Bescheidenheit, in freiwilligem Verzicht und harter Arbeit – vor allem auch an sich selbst. Arbeit als Chance und Gnade zu begreifen ist hier angesagt und eine Aufgabe, der ihr euch in diesem Feld widmen könnt.

Sucht euch also einen einfachen und klaren Weg in die Ruhe des Augenblicks – reduziert die Außenreize auf das Nötigste und fragt euch, welche Rolle dieses Prinzip schon jetzt in eurem Leben spielt und in welcher Form und wie es zu eurer Gesundung beitragen kann.

Du hast uns neben Bescheidenheit und Verzicht auch Großzügigkeit und Genuss empfohlen, ist das nicht ein Widerspruch? Schaden wir unserer Gesundheit damit nicht?

Ihr lebt in einer Welt der Gegensätze und Widersprüche, die ihr lernen müsst auszuhalten. Und ihr werdet merken, dass die Gegenpole einander bedürfen. So wird das Saturnprinzip von dem des Jupiter (lat.: jovis), des großzügigen und toleranten Göttervaters, gleichsam ergänzt. Beim jovischen Archetyp geht es um Expansion und Fülle, um Größe und Wachstum. Hier ist die Philosophie zu Hause, aber auch der Luxus und die Verschwendung, die Anmaßung und der Größenwahn.

Unter den Krankheitsbildern gehört die Fettsucht hierher wie auch Symptome, die mit Wachstum einhergehen wie Tumore. Die Hüftgelenksprobleme, die unser größtes und für unser Fortkommen wichtigstes Gelenk betreffen, fallen ebenfalls in diesen Bereich. Die Anhäufung dieser Probleme zeigt, wie schlecht es um den Fortschritt auf den inneren Ebenen steht. Wie bei jedem Archetyp gibt es erlöste und unerlöste Seiten, Krebswachstum ist offensichtlich anders zu bewerten als jenes in geistig-seelischer Hinsicht.

Das jovische Prinzip gehört in zentraler Rolle zu eurem Entwicklungsweg, denn ihr seid ständig eingeladen zu wachsen. Am Anfang des Lebens vor allem körperlich, mit der Pubertät immer mehr seelisch, und schließlich tritt geistiges Wachstum in den Mittelpunkt. Wann immer ihr zu wachsen aufhört, besteht die Gefahr, dass sich die jovischen Wachstumsimpulse Auswege in unerlöste Richtungen suchen – von gutartigen Geschwülsten bis hin zu bösartigem Krebs. Die Erlösung läge in Großzügigkeit und Toleranz, in väterlicher Gerechtigkeit und Weisheit und im Finden des eigenen Lebenssinnes, der eigenen Philosophie.

Lasst euch mit einem jovialen Lächeln in die Welt eurer inneren Bilder gleiten und fragt euch, wie es um eure Großzügigkeit steht und eure Bereitschaft und Fähigkeit zu Toleranz. Welche Rolle spielt Wachstum in eurem Leben und die Suche nach seinem Sinn?

Kannst Du uns auch zu so gefährlichen Themen wie Wut und Zorn etwas sagen und verraten, was hinter ihnen steckt?

Das dahinter liegende Prinzip der Aggression ist sogar für die Gesundheit von herausragender Bedeutung und als sehr männliches Thema mit dem Symbol des Kriegsgottes Mars verbunden. Mars hat mit Energie und Kraft zu tun, aber auch mit dem Mut, den ihr braucht, um eure Furcht zu überwinden und das Leben offensiv in Angriff zu nehmen. Hier ist die Fähigkeit der Konfrontation zu finden und jene, die heißen Eisen im eigenen Lebensumfeld anzupacken. Wer sein Leben in die Hand nimmt und bei den sich bietenden Chancen zupackt, wer mutige Schritte in Neuland wagt, steht mit Mars auf vertrautem Fuß. Bei allen Geburten, jedem Neuanfang und jedem ersten Schritt ist sein Prinzip der Aggression im Spiel.

Daran seht ihr schon, dass natürlich auch ein für euch so schwieriger Archetyp an sich neutral und weder gut noch schlecht ist, sondern wie die anderen auch seine beiden Seiten hat.

Wer sich vor ihm drücken will, läuft natürlich Gefahr, die unerlösten Seiten in Form von Gewalt und Krieg, aber auch Krankheitsbildern wie den Infektionskrankheiten, Allergien oder Hyperaktivität kennen zu lernen.

Dieses Prinzip legt es also nahe, sich mutig mit den anstehenden Themen des Lebens auseinander zu setzen, eine gewisse Streitkultur zu entwickeln, auch gefährlich anmutenden Herausforderungen die Stirn zu bieten und Konfrontationen nicht mehr auszuweichen, sondern Entwicklungsschritte entschlossen durchzuführen und sich auch in neue Bereiche zu wagen.[23]

Nehmt euch kurz entschlossen diesen Moment, um euch auf Mars so weit einzulassen, dass ihr euch Rechenschaft geben könnt, wie viel Mut ihr zu Neuanfängen hattet, wie viel Kraft ihr aufwendet, um vorwärts zu kommen, wie sehr ihr dazu neigt, Konfrontationen durchzustehen. Wie bereitwillig ihr das Leben und seine Aufgaben anpackt.

Ist Aggression etwas rein Männliches oder gibt es auch eine weibliche Variante, denn es gibt doch auch mutige und sogar aggressive Frauen?

Nach dem männlichen Urprinzip Mars liegt es jetzt sogar nahe, sich dem archetypisch weiblichen Prinzip Pluto zuzuwenden, das die Aggression auf weibliche Art ausdrückt. Wo Mars auf der unerlösten Ebene den Krieg darstellt, verkörpert Pluto den Bürgerkrieg, wo Mars die Explosion ist, neigt Pluto zur Implosion.

Aber natürlich gibt es immer alle Archetypen sowohl in Frauen wie in Männern. Alle Männer haben auch grundsätzlich einen weiblichen Seelenanteil, die Anima, und Frauen entsprechend den männlichen Animus.

Bei der weiblichen Aggression des Pluto geht es in der erlösten Variante um radikale, das heißt an die eigenen Wurzeln gehende Schritte zu sich selbst, darum, die großen Wandlungsphasen des Lebens zu bewältigen. Die völlige Metamorphose, die sprichwörtliche Wandlung vom Saulus zum Paulus, findet hier oder nirgendwo statt.

Auf der unerlösten Ebene finden sich die Autoaggressionskrankheiten von den Magengeschwüren bis zur multiplen Sklerose, aber auch die Depressionen mit ihren Selbstmordgedanken.

Um dem Plutonischen gerecht zu werden, müssen an den eigenen Schatten rührende Schritte gewagt werden, totale Wandlungen sind ins Auge zu fassen und bis zur Selbstaufgabe zu verfolgen, das Totenreich der Seele, das eigene Unbewusste, wird Thema.

Wirkliche Gesundheit im Sinne von Vollkommenheit macht es notwendig, die ungeheure, bis zur Selbstaufopferung reichende Energie des plutonischen Prinzips mit ins Leben einzubeziehen. Der Mut, aufs Ganze zu gehen, gehört unbedingt hierher. Dieses Prinzip fordert letzte Ehrlichkeit mit und bei sich selbst.

Lasst euch sinken, tiefer und kompromissloser als sonst, bereit, die letzten Bastionen der Eigenblindheit zu erobern und den eigenen inneren Schweinehund zu bezwingen. Und dann fragt euch, wie es bei euch mit den radikalen Schritten zu euch selbst steht, wie viel Mut und Entschlossenheit ihr habt, euch mit dem eigenen Schatten zu konfrontieren und das Licht der Bewusstheit in die letzten Ecken des eigenen Unbewussten zu lenken.

Haben auch all die Verrücktheiten, die Unfälle und überraschenden Schicksalsschläge eine Schublade, wo sie sicher und verständlich untergebracht sind?

Jetzt fragt ihr nach dem Uranusprinzip, das etwas ganz anderes und eine viel leichtere Stimmung mit sich bringt. Nach dem Himmelsgott der Antike benannt, ist das Prinzip luftig und – in Anlehnung an Uranus als Himmelswesen – natürlich von ungleich leichterem Charakter.
Uranus hatte mit Gaia, der Erde, die ungewöhnlichsten, ausgefallensten und verrücktesten Kinder gezeugt, und so geht es bei diesem Prinzip auch um das Originelle und Verrückte, das Sonderbare und Ausgeflippte, die Geistesblitze und außergewöhnlichen Ideen. Immer dann, wenn jemand Grenzen und Normen verletzt, über die Stränge schlägt und aus der Reihe tanzt, ist dieses Prinzip mit von der Partie und bringt seine alles verändernden und in Frage stellenden Qualitäten ins Spiel des Lebens.
Im Körper sind ihm die Sprunggelenke zugeordnet und die Nervenverbindungen der Synapsen, wo die Informationen sozusagen von einem Nervenstrang auf den nächsten überspringen. Bezüglich Krankheitsbilder wäre hier etwa an die Verrücktheiten der psychischen Krankheiten und die ungewöhnlichsten Charakterentwicklungen zu denken.
Seine erlösten Qualitäten liegen in der Originalität, der Spontaneität und der Fähigkeit, alles Bisherige in Frage zu stellen. Es bricht die Norm und löst Erstarrungen auf, befreit das Festgefahrene aus den alten Bahnen und zeigt neue ungewöhnliche Wege auf. Erfindungen gehen auf sein Konto wie auch Revolutionen.
Wenn ihr euren uranischen Tendenzen entsprechen wollt, müsst ihr neue, ausgefallene Wege gehen und euch auf Unge-

wöhnliches einlassen, eure Verrücktheiten leben, frei werden von den letzten Abhängigkeiten – den Hofnarren im eigenen Leben spielen.

Macht euch nun also ein bisschen plötzlich auf den Weg nach innen, um dem Originellen in euch nachzuspüren, dem Ungewöhnlichen und Außergewöhnlichen, den Anteilen eurer Persönlichkeit, die zum Ausbrechen aus den Normen und allen vorgefertigten Schablonen tendieren, die über die Stränge schlagen und aus allen Reihen tanzen wollen.

Nach so viel Aggression, Autoaggression und Verrücktheit gibt es hoffentlich auch ein Prinzip für Frieden, Harmonie und Schönheit, das ebenfalls für unsere Gesundheit unerlässlich ist.

Diesem nach der Liebesgöttin Venus benannten Archetyp sind wir bei der Liebe schon begegnet. Es ist sogar dem Uranus nahe, da dieser mythologisch sein Vater ist. Als Saturn, der Sohn, den Himmel Uranus entmannte, fiel dessen Glied ins Meer, schäumte noch einmal auf und befruchtete den Ozean. So ist die schaumgeborene Liebesgöttin eine Verbindung des Himmlischen mit dem Wasserelement, weshalb ihr die Leichtigkeit des Luftelementes und die Gefühlstiefe des Wassers zu Eigen sind. Im Schaum, der Verbindung von (väterlicher) Luft und (mütterlichem) Wasser, kommt dies zum Ausdruck.
Insofern braucht ihr euch nicht zu wundern, wenn die Liebe ungewöhnliche Wege in bezaubernder Leichtigkeit wählt und zum Beispiel mit der Ehe, die als Vertrag dem Saturn und damit dem Erdelement entspricht, so wenig zu tun haben will.
Beim Venusprinzip kennt ihr im Gegensatz zu ihrem Widerpart Mars vor allem erlöste Eigenschaften wie die des Friedens, der Harmonie und des Ausgleichs der Kräfte. Aber mythologisch hat sie auch ein Verhältnis mit dem wilden, ungestümen Mars und somit nicht nur Anteil an den gemeinsamen Kindern Harmonia und Eros, sondern auch an den weniger gut geratenen Phobos und Daimos, die für Angst und Schrecken stehen. Dem Ausgleich verpflichtet, ist sie konfliktscheu und entscheidungsschwach. Auch die Krankheiten der Liebe, die so genannten venerischen, gehören natürlich in ihren Bereich.
Wenn ihr euch mit Venus aussöhnen wollt, ladet die Leichtigkeit der Liebesgefühle in euer Leben ein und gönnt euch Har-

monie und Schönheit in Ausdruck und Form. Der Ausgleich widerstrebender Kräfte sei euer Thema wie auch die Bereitschaft zum Frieden – und entwickelt euren Sinn für Schönheit und Ästhetik, für Kunst, Kultur und Balance.

Lasst euch nun also ins Reich der Venus gleiten und erforscht, was sie euch bereits geboten und noch zu bieten hat. Folgt ihren Spuren und ladet sie ein – öffnet euch ihren leichten und beschwingten Möglichkeiten, ihrer Schönheit und ihrem Sinn für Harmonie.

Gibt es zu jedem Thema ein Urprinzip und sind sie alle gleich wichtig? Gibt es auch eines, das sie alle wieder verbindet und miteinander versöhnt?

Es ist das Wesen von Urprinzipien, dass sie alles umfassen und alle ähnlich wichtig sind, sonst wären es keine Arche- oder Urtypen. Zu jedem der zehn Prinzipien gehören typische Krankheitsbilder und Probleme und jedes hat auf seine erlöste Art auch einen Bezug zur Gesundheit. Wer Vollkommenheit ins Auge fasst, muss sich mit ihnen allen aussöhnen.

Der Archetyp des Hermes-Merkur, des Götterboten, steht für Verbindung und Kommunikation. Merkur hatte im Mythos geflügelte Sandalen und konnte jederzeit vom olympischen Himmel ins irdische Menschenreich gelangen, aber auch der Zugang zur Unterwelt des Hades-Pluto stand ihm offen wie auch das neptunische Reich des Meeres. So verbindet er als Luftwesen auf seine leichte geflügelte Art alle anderen miteinander.

Seine unerlösten Seiten sind euch heute sehr vertraut, steht er doch nicht nur für den Handel, sondern für jeden Austausch und ist somit auch für die Diebe zuständig. Er ist der Gott der Wege, sowohl der geraden wie der krummen, und kennt auch alle Umwege und Sackgassen der Welt. In einer Zeit weltumspannenden Handels zeigt er seine lichten, aber auch seine Schattenseiten. Zwar kann jeder mit jedem in Verbindung treten, aber kaum noch jemand ist in Verbindung mit sich selbst und seiner eigenen Seelentiefe – geschweige denn der von anderen. Im Mythos noch als Psychopompos unterwegs, begegnet euch Merkur heute weniger als Seelenführer denn in seiner Oberflächlichkeit und einem ungeheuren Bedürfnis nach Tratsch, das die Welt erfüllt und von merkurialen Klatschkolumnen und Talkshows widerhallen lässt.

Im Körper untersteht ihm der Atem, die Informationsvermittlung allgemein und speziell die über Hormone und Nerven. Alle Wege und insofern auch das Gefäßsystem gehören in sein Revier. Sein Schatten ist die Belang- und Sinnlosigkeit modernen Lebens.

Wenn ihr euch nun in Merkurs Reich sinken lasst, achtet darauf, mit wem ihr auf dieser Welt in Verbindung seid und wie tief diese jeweils reicht, wie eure Verbindungen zur Welt und auch die zur eigenen Unterwelt sind, zum eigenen Wasser- und Gefühlsreich und vor allem auch zum Himmel.

Was sind die Urprinzipien von Mann und Frau? Und wie können sie den Weg zu Dir ebnen helfen?

Sonne und Mond sind die beiden großen Lichter des Himmels. Die Sonne steht für das archetypisch männliche, abstrahlende Prinzip und der Mond für das archetypisch weibliche, reflektierende. So, wie die Sonne ihr Licht und ihre Wärme nach außen verströmt, gibt der Mond das Licht wieder und wird zum Spiegel der Welt. An euren Augen könnt ihr beide erkennen. Sie können strahlend das Männliche ausdrücken, und sie sind der Spiegel eurer Seele in weiblicher Hinsicht.
Das Herz, das euer Blut aussendet und mit ihm das Körperland versorgt, entspricht der Sonne und kann neben Lebenskraft auch Liebe und Gefühl nach draußen verströmen, es kann aber auch im Sinne von Krankheit eng werden, verkümmern und brechen.
Euer Magen, der die Nahrung aufnimmt und birgt, sie wiegt und mischt, gehört wie alle Höhlen zum Mondprinzip. Er zeigt euch, was ihr mögt und gern habt, aber er kann auch zum Ort werden, in den ihr alles hinunterschluckt oder sogar in euch hineinfresst.
Aus Weiblichem und Männlichem ist euer Leben gemischt und eure Aufgabe ist es, beide Seiten eures Wesens zum Ausgleich und Zusammenspiel zu bringen, sodass sie in Harmonie miteinander schwingen. Diesem Thema waren wir schon nahe, als es um die Dominanz des Kopfes gegenüber Herz und Bauch ging. Das Weibliche ist mehr in den unteren Bereichen des Beckens und Bauches zu Hause. Es hat das Leben zu verdauen, das ihm vom oberen Männlichen, von Kopf und Herz, eingebrockt wird. Aber auch im Kopf gibt es einen weiblichen Anteil mit dem rechten, in ganzheitlichen Zusammenhängen denkenden Gehirn – so, wie im Becken auch das Männliche

mit seinem Glied Flagge zeigt. Solcherart mischt und verbindet sich alles und gleicht sich aus. Im Körper findet ihr die perfekte Harmonie zwischen Sonne und Mond und ein wahrhaft wundervolles Zusammenspiel eurer beiden Seiten. Diesem Vorbild, das voller Weisheit ist, gilt es nachzueifern.

Wenn ihr nun in euch selbst versinkt, lasst euch aus der eigenen Mitte berichten, wie es um das Zusammenspiel und den Ausgleich beider großen Kräfte in eurem Leben steht.

Zu welchem Urprinzip gehört das Unfassbare, Letzte, Mystische, Vollkommene?

Das Prinzip des Neptun ist in mancher Hinsicht wirklich das letzte in der Reihe, steht es doch schon am Übergang vom Diesseitigen zum Jenseitigen, vom Menschlichen damit auch zum Transzendenten. Nach dem Gott des Meeres Poseidon-Neptun benannt, führt es in die Welt der Ahnungen und Visionen, des Unfassbaren und Wundervollen.

All die Übungen der Meditation und die Exerzitien der Religion haben letztlich das Ziel, jene menschlich vordergründige Ebene zu transzendieren, um sich mit der Einheit, mit dem Göttlichen zu vereinen. Das Neptunische kann diese Schleusen zum Jenseitigen öffnen, aber auch die zum Unbewussten. Hier liegen jedoch seine Gefahren, können seine Tiefen einen doch im Land der Träume versinken lassen, aber auch im Land der Sehnsucht und des Wahns.

Seine erlöste Seite ist die Erlösung selbst, die Loslösung von der Schwere des Irdisch-Körperlichen und das Einswerden mit dem Meer alles Seienden. Wenn alles in allem spürbar wird und die Welt sichtbar vom Weltengeist durchwoben ist, wenn der menschliche Geist in der Schöpfung wie in einem offenen Buch liest, dann ist Neptun nahe – und dann seid ihr auch mir nahe.

Der Tropfen weiß wohl meistens, dass er im Meer ist, aber selten nur, dass das Meer auch in ihm ist. In Neptuns Reich erfährt er es schließlich ...

Lasst euch auf Neptuns mystischen Schwingen in die Welten an den Grenzen bringen, in jenes Reich des kleinen Volkes der Feen und Elfen vielleicht, des Jenseitigen auch, und erinnert eure Vision – spürt den Großen Geist in allem und erlaubt euch, eure Aura wahr- und wichtig zu nehmen, jenen Strahlungskörper, der über den physischen Körper hinausreicht in die andere Welt – der eine Ahnung von der Einheit atmet und die Freiheit von allem Schweren und Körperlichen verheißt.

Kannst Du uns noch etwas als Wegzehrung mitgeben auf dem Weg zu Dir?

Bei all eurer Suche und auf allen Stationen des Weges bedenkt, dass es schon vor dem endgültigen Ankommen Ausblicke auf das Ziel gibt. Jene Gipfelerlebnisse meine ich, die nicht nur, aber auch für die Gesundheit von unschätzbarem Wert sind, die euch den Weg versüßen und erleichtern und die mit Glück nur unzureichend beschrieben sind. Sie stehen euch als Wegzehrung zu und sie können Mut machen wie nichts anderes.

Nehmt euch dieses Glück oder besser noch, macht euch reif dafür, denn auch wenn das Glück jedem zusteht, fällt es doch nur denen zu, die sich ihm öffnen.

Je mehr Glück ihr schon erfahren habt, desto mehr wird es noch werden, das Resonanzgesetz sorgt verlässlich dafür und für euch.

Und bedenkt auch, dass es der Erleuchtung egal ist, wo und wie ihr sie erlangt! Nutzt also die Möglichkeiten, die sich bieten; der Weg zu mir ist voll davon – voll von Chancen und Glückserlebnissen und auch solchen, die euch das letzte Ziel in seinem besonderen Glanz nahe bringen.

Seid wach und präsent und in jedem Moment bereit für die große Befreiung und Heilung. Nur ihr allein könnt es schaffen, aber ihr könnt es nicht allein schaffen, wie ein weiser Therapeut seinen süchtigen Patienten sagte.

Seid also offen für die Gnade, Befreiung zu finden. Oder wie ein Sprichwort aus der arabischen Welt weiß:

Was für euch getan wird – lasst zu, dass es getan wird.
Was ihr selbst tun müsst – tut es.

Lasst euch nun in die Ebenen des wahren und tiefen Erlebens in eurer Seelenbilderwelt sinken. Vertraut euren inneren Wegen und Bildern, den Träumen und Phantasien vom Glück. Genießt rückblickend, was ihr an Glück schon erfahren habt, und gönnt euch alles, was noch kommen will!

Erlaube uns zum Schluss noch eine ganz persönliche und grundsätzliche Frage: Wo kommst Du her und was willst Du von uns Menschen - und wie können wir als Sterbliche je eins mit Dir werden?

Wie ich euch schon sagte, bin ich eure Hoffnung und als solche war ich vor euch und werde auch nach euch noch sein. Ich komme aber auch aus euch und bin das Ziel für jenen Teil in euch, der sich entwickeln und wachsen will.
Ich wünsche mir, dass ihr mich meinem Wesen nach erkennt und mich achtet und sucht, um schließlich eins zu werden mit mir.
Ich bin aber nicht nur für euch da, sondern auch für die Pflanzen und Tiere, für eure ganze (Um-)Welt und alle Wesen in ihr. Bedenkt dies zuerst und spürt dann später, dass ihr mit allem eins seid, dass es also ohne oder gar auf Kosten eurer Schwestern und Brüder im Menschen- und Tierreich keine letzte Gesundheit geben kann. Denn solange euch noch Krankheit und Leid auf der Welt umgeben, werden sie euch auch immer an eure eigene Krankheit und euer Leid erinnern. Wenn ihr also anderen helft, ihre Symptome und Probleme zu meistern, helft ihr euch immer auch selbst.
Erkennt zuerst und genießt dann später, dass ihr nicht allein seid auf dieser Welt und auch nicht im Himmel, den ich euch von Herzen gönne und wünsche ...
Und eure allerletzte Frage, wie denn Sterbliche je Gesundheit erreichen können, ist leicht zu beantworten: Werdet unsterblich, eure Seele ist es schon und war es immer, ihr braucht es euch also nur zu erlauben. Die Weisheit eures Körpers wird euch dabei helfen ...

Dank

Für Anregungen und Korrekturen danke ich meiner Frau Margit und ihren MitarbeiterInnen im Heil-Kunde-Zentrum Johanniskirchen Christa Maleri, Gundi Kirkovics, Anja Schönfuss, Gerald Miesera und Josef Hien. Der Familie Steiner verdanke ich mit der Hofalm den Ort inspirierender Ruhe zum Schreiben.

Anmerkungen

1 Siehe dazu das Programm »Angstfrei leben« (kleines Taschenbuch und CD) von Ruediger Dahlke (Goldmann Verlag, Arkana-Audio)

2 Siehe dazu Ruediger Dahlke »Woran krankt die Welt? Moderne Mythen gefährden unsere Zukunft« (Riemann Verlag)

3 Siehe Fußnote 1

4 Siehe dazu die CDs von Ruediger Dahlke mit geführten Meditationen, die – wie die Schlussübungen, nur viel ausführlicher – verschiedene Krankheits- und andere Themen aufnehmen (Goldmann Verlag, Arkana-Audio)

5 Siehe hierzu Margit Dahlke »Der Meditationsführer« (Schirner Verlag)

6 Informationen zu Psychotherapie: www.dahlke.at oder: Heil-Kunde-Zentrum, D-84381 Johanniskirchen, Tel.: 0049-(0)8564-819, Fax: 0049-(0)8564-1429, E-Mail: Hkz-dahlke@t-online.de

7 Siehe dazu die Ausbildung »Archetypische Medizin«, bei der in der ersten Woche der Umgang mit den Gesetzen der Wirklichkeit wie Polarität und Resonanz geübt wird, in der zweiten der Umgang mit Urprinzipien und dann mit Themen wie Krankheitsbildern, Lebenskrisen usw. Informationen: Heil-Kunde-Institut Graz, A-8151 Hitzendorf, Tel.: 0043-316-719888-5, Fax: 0043-316-719888-6, E-Mail: info@dahlke.at, Internet: www.dahlke.at

8 Siehe hierzu Ruediger Dahlke »Mandalas der Welt« (Hugendubel Verlag)

9 Siehe hierzu die CD »Lebenskrisen als Entwicklungschancen« (Goldmann Verlag, Arkana-Audio)

10 Die Gesamtheit der Deutungen aller Organe und Regionen findet sich im ersten Teil von »Krankheit als Symbol« (C. Bertelsmann Verlag), die Be-Deutung der einzelnen Krankheitssymptome in dessen zweitem Teil.

11 Siehe hierzu Ruediger Dahlke »Fasten Sie sich gesund« (Hugendubel Verlag)

12 Zum Thema Visionssuche ist eine CD von Ruediger Dahlke erschienen: »Visionen« (Goldmann Verlag, Arkana-Audio).

13 Weitere Informationen zur sinnvollen Aufteilung der Nahrung in Ruediger Dahlke, Baldur Preiml, Franz Mühlbauer »Säulen der Gesundheit« (Goldmann Verlag, Arkana)

14 Weitere Informationen zur Qualität der Nahrung in »Säulen der Gesundheit« (Goldmann Verlag, Arkana)

15 Weitere Informationen und Ernährungstabellen nach der thermischen Qualität der Nahrung in »Säulen der Gesundheit« (Goldmann Verlag, Arkana)

16 Siehe hierzu Ruediger Dahlke »Mein Idealgewicht« (Taschenbuch und drei CDs) (Goldmann Verlag, Arkana-Audio) sowie das Taschenbuch »Gewichtsprobleme« (Knaur Verlag)

17 Siehe sowohl zum Herz-Kreislauf-Training wie auch zum Dehnen die einschlägigen Kapitel in »Säulen der Gesundheit« (Goldmann Verlag, Arkana)

18 Siehe hierzu das Programm »Reisen nach Innen«, Buch und zwei Kassetten (Hugendubel Verlag)

19 Informationen zum verbundenen Atem: Heil-Kunde-Institut Graz, A-8151 Hitzendorf, Tel.: 0043-316-719888-5, Fax: 0043-316-719888-6, E-Mail: info@dahlke.at, Internet: www.dahlke.at

20 Es besteht Hoffnung, dass die Wiegebetten für Kinder namens »Sleepy« bald auch Eingang ins Erwachsenenreich finden, Informationen dazu: Inventure License AG, Fax: 0041-43-355 40 49, E-Mail: info@il-ag.ch, Internet: www.IL-AG.ch

21 Siehe dazu das Programm »Mein Idealgewicht« (Goldmann Verlag, Arkana-Audio) oder das Taschenbuch »Gewichtsprobleme« (Knaur Verlag)

22 Eine ausführliche Einführung in die Welt der Urprinzipien bringt das Seminar »Das Senkrechte Weltbild« oder »Archetypische Medizin II«. Informationen dazu: Heil-Kunde-Institut Graz, A-8151 Hitzendorf, Tel.: 0043-316-719888-5, Fax: 0043-316-719888-6, E-Mail: info@dahlke.at, Internet: www.dahlke.at

23 Mit den Archetypen der Aggression »Mars und Pluto« setzt sich das Buch »Aggression als Chance« ausführlich auseinander und zeigt Auswege aus den unerlösten Seiten.

Veröffentlichungen von Ruediger Dahlke

Schlaf – Die bessere Hälfte des Lebens. Integral, München 2005

Fasten Sie sich gesund. Hugendubel, München 2004

Entgiften – Entschlacken – Entspannen. Hugendubel, München 2003

Das Gesundheitsprogramm. Hugendubel, München 2004

Aggression als Chance. Bertelsmann, München 2003

Krankheit als Symbol – Handbuch der Psychosomatik. Bertelsmann, München 2000

Woran krankt die Welt. Bertelsmann, München 2001

Die Leichtigkeit des Schwebens. Integral, München 2002

Frauen-Heil-Kunde: Be-Deutung und Chance weiblicher Krankheitsbilder (mit Margit Dahlke, Prof. Volker Zahn). Bertelsmann, München 1999

Krankheit als Sprache der Seele – Be-Deutung und Chance der Krankheitsbilder. Bertelsmann, München 1992

Krankheit als Weg – Deutung und Bedeutung der Krankheitsbilder (mit Thorwald Dethlefsen). Bertelsmann, München 1983

Lebenskrisen als Entwicklungschancen – Zeiten des Umbruchs und ihre Krankheitsbilder. Bertelsmann, München 1995

Der Weg ins Leben – Schwangerschaft und Geburt aus spiritueller Sicht (mit Margit Dahlke und Prof. Volker Zahn). Bertelsmann, München 2001

Mandalas der Welt – Ein Meditations- und Malbuch. Hugendubel, München 1985

Arbeitsbuch zur Mandalatherapie. Hugendubel, München 1999

Säulen der Gesundheit (mit Baldur Preiml und Franz Mühlbauer). Goldmann, München 2000

Reisen nach Innen – Geführte Meditationen auf dem Weg zu sich selbst (plus 2 Kassetten). Hugendubel, München 1994; Heyne, München 2003

Bewusst fasten – Ein Wegweiser zu neuen Erfahrungen. Goldmann, München 1980

Das Senkrechte Weltbild – Symbolisches Denken in astrologischen Urprinzipien (mit Nicolaus Klein). Heyne, München 1986

Die wunderbare Heilkraft des Atmens (mit Andreas Neumann). Integral-Verlag, München 2000

Mandala-Malblock. Neptun Music, München 1985

Spirituelles Lesebuch (mit Margit Dahlke). Knaur, München 1996

Habakuck und Hibbelig – das Märchen von der Welt. Heyne, München 1987

Knaur-Taschenbücher zur Krankheitsbilder-Be-Deutung

Die Psychologie des blauen Dunstes – Be-Deutung und Chance des Rauchens (mit Margit Dahlke). München 1989

Gewichtsprobleme – Be-Deutung und Chance von Über- und Untergewicht. München 1989

Herz(ens)probleme – Be-Deutung und Chance von Herz-Kreislauf-Problemen. München 1990

Verdauungsprobleme – Be-Deutung und Chance von Magen- und Darmproblemen (mit Robert Hößl). München 1990

Geführte Meditationen

CDs/MCs beim Goldmann Verlag, Arkana-Audio:

Text und Sprache: Ruediger Dahlke. Musik: Claudia Fried und Bruce Werber

Selbsthilfeprogramme (Taschenbuch und CD) zu den Themen: Entgiften – Entschlacken – Loslassen, Gewichtsprobleme, Rauchen, Ohrgeräusche/Tinnitus und Angst

Reihe »Heil-Meditationen« mit den Titeln: Depression – Wege aus der dunklen Nacht der Seele. Stress, Ärger und Wut in Lebensfreude wandeln. Visionen, Schattenarbeit, Ohrgeräusche/Tinnitus, Angstfrei leben. Schlafprobleme, Gewichtsprobleme, Niedriger Blutdruck, Rauchen, Krebs, Allergie, Rückenprobleme, Kopfschmerzen, Innerer Arzt, Entgiften – Entschlacken – Loslassen, Lebenskrisen als Entwicklungschancen, Partnerschaft, Den Tag beginnen, Tiefenentspannung, Naturmeditationen, Mandalas, Hautprobleme, Herzensprobleme

Schwangerschaft und Geburt. Wege des Weiblichen. Text und Sprache: Margit und Ruediger Dahlke

Kindermeditationen: Märchenland und Lieblingstier

Doppel-CDs/MCs: Elemente-Rituale. Heilungs-Rituale (Musik von Shantiprem)

CDs bei Integral

Leichtigkeit des Schwebens, Schlaf – die bessere Hälfte des Lebens, Erquickendes Abschalten mittags und abends, Meditationen für jeden Tag

CDs im Rhythmus Verlag, Johanneskirchen:

Leberprobleme – Das eigene Maß finden, Sucht und Suche, Geben und Nehmen – Verdauungsprobleme, Traumreisen

Vorträge und Tagesseminare auf MC und Video

Auditorium Netzwerk, Habspergstr. 9a, D-79379 Müllheim, Tel.: 0049 (0)7631 170743, Fax: 0049 (0)7631 170745, E-Mail: audionetz@aol.com

Vortragsvideos: Woran krankt die Welt? Die Leichtigkeit des Schwebens, Bedeutung der Rituale in Vergangenheit und Gegenwart. Deutung und Be-Deutung von Krankheitsbildern, Reifungskrisen des Lebens, Moderne Reinkarnationstherapie – Erfahrungen aus 20 Jahren (alle auch als Audiokassetten).

Vorträge auf Audiokassetten: Aggression als Chance, Entgiften – Entschlacken – Loslassen, Säulen der Gesundheit, Sucht und Suche, Reisen nach Innen – Heilung durch Meditation, Übergänge im Leben. Gesundheitliche Krisen – Krise des Gesundheitssystems, Psychosomatik von Krebs, Gesund sein – ganzheitlich leben, Krankheit als Sprache der Seele, Medizin der Zukunft, Gesunder Egoismus – gesunde Aggression, Depression.

Tagesseminare auf Audiokassetten: Deutung und Be-Deutung von Krankheitsbildern, Krankheit als Symbol, Wunden des Weiblichen, Säulen der Gesundheit, Spirituelle Herausforderung, Gesunder Egoismus, Gesunde Aggression.

Adressen für Seminare und weitere Informationen

Heil-Kunde-Institut Graz
A-8151 Hitzendorf
Tel.: 0043-316-719888-5
Fax: 0043-316-719888-6
E-Mail: info@dahlke.at
Internet: www.dahlke.at

Heil-Kunde-Zentrum Johanniskirchen
Schornbach 22, Hafnerhof
D-84381 Johanniskirchen
Tel.: 0049-(0)8564-819
Fax: 0049-(0)8564-1429
E-Mail: Hkz-dahlke@t-online.de